中国高血压健康管理规范

（2019）

国家心血管病中心
中国医学科学院阜外医院　｜　编著

指导单位： 国家卫生健康委员会疾病预防控制局
牵头单位： 国家心血管病中心　中国医学科学院阜外医院
参与单位： 中国疾病预防控制中心
　　　　　　中华医学会心血管病学分会
　　　　　　中国医师协会高血压专业委员会
　　　　　　中国体育科学学会
　　　　　　中国营养学会
　　　　　　中国卒中学会
　　　　　　中华心血管病杂志

U0235314

人民卫生出版社

图书在版编目（CIP）数据

中国高血压健康管理规范 . 2019 / 国家心血管病中心，中国医学科学院阜外医院编著 . —北京：人民卫生出版社，2019

ISBN 978-7-117-29312-9

Ⅰ.①中… Ⅱ.①国…②中… Ⅲ.①高血压 – 防治 – 管理规范 Ⅳ.①R544.1

中国版本图书馆 CIP 数据核字（2019）第 269136 号

| 人卫智网 | www.ipmph.com | 医学教育、学术、考试、健康，购书智慧智能综合服务平台 |
| 人卫官网 | www.pmph.com | 人卫官方资讯发布平台 |

中国高血压健康管理规范(2019)

编　　著：国家心血管病中心　中国医学科学院阜外医院
出版发行：人民卫生出版社（中继线 010-59780011）
地　　址：北京市朝阳区潘家园南里 19 号
邮　　编：100021
E - mail：pmph @ pmph.com
购书热线：010-59787592　010-59787584　010-65264830
印　　刷：三河市宏达印刷有限公司（胜利）
经　　销：新华书店
开　　本：787×1092　1/16　印张：8
字　　数：130 千字
版　　次：2019 年 12 月第 1 版　2019 年 12 月第 1 版第 1 次印刷
标准书号：ISBN 978-7-117-29312-9
定　　价：39.00 元
打击盗版举报电话：010-59787491　E-mail：WQ @ pmph.com
质量问题联系电话：010-59787234　E-mail：zhiliang @ pmph.com

《中国高血压健康管理规范》(2019) 编写委员会

主 任 委 员 胡盛寿(国家心血管病中心 中国医学科学院阜外医院)

副主任委员 韩雅玲(中国人民解放军北部战区总医院)

蔡　军(国家心血管病中心 中国医学科学院阜外医院)

孙英贤(中国医科大学附属第一医院)

李玉明(泰达国际心血管病医院)

张伟丽(国家心血管病中心 中国医学科学院阜外医院)

专家委员会 (按姓氏拼音排序)

卜培莉(山东大学齐鲁医院)

蔡　军(国家心血管病中心 中国医学科学院阜外医院)

陈　芳(银川市第一人民医院)

陈晓平(四川大学华西医院)

陈有仁(汕头大学医学院第二附属医院)

崔兆强(复旦大学附属中山医院)

范超群(国家体育总局体育科学研究所)

冯　磊(加拿大健康管理中心(中国))

冯　雪(国家心血管病中心 中国医学科学院阜外医院)

冯颖青(广东省人民医院)

高　超(中国疾病预防控制中心)

郭建军(国家体育总局体育科学研究所)

郭子宏(云南省阜外心血管病医院)

韩雅玲(中国人民解放军北部战区总医院)

胡盛寿(国家心血管病中心　中国医学科学院阜外医院)

姜一农(大连医科大学附属第一医院)

李　静(国家心血管病中心　中国医学科学院阜外医院)

李　萍(南昌大学第二附属医院)

李　伟(海南博鳌一龄生命养护中心)

李玉明(泰达国际心血管病医院)

梁立荣(首都医科大学附属北京朝阳医院)

刘　蔚(北京医院)

马文君(国家心血管病中心　中国医学科学院阜外医院)

马　云(国家体育总局运动医学研究所)

牟建军(西安交通大学第一附属医院)

庞　宇(北京回龙观医院)

齐　玥(首都医科大学附属北京安贞医院)

任　明(青海大学附属医院)

宋崇升(北京回龙观医院)

孙　刚(包头医学院第二附属医院)

孙英贤(中国医科大学附属第一医院)

陶　军(中山大学附属第一医院)

田　刚(西安交通大学第一附属医院)

汪道文(华中科技大学同济医学院附属同济医院)

汪　芳(北京医院)

王　梅(国家体育总局体育科学研究所)

王伊龙(首都医科大学附属北京天坛医院)

吴寿岭(开滦总医院)

谢良地(福建医科大学附属第一医院)

徐新娟(新疆医科大学第一附属医院)

阎　浩(北京大学第六医院)

杨　宁(泰达国际心血管病医院)

杨月欣(中国营养学会)

尹新华(哈尔滨医科大学附属第一医院)

于仁文(解放军总医院第七医学中心)

余　静(兰州大学第二医院)

袁　洪(中南大学湘雅三医院)

岳伟华(北京大学第六医院)

曾春雨(陆军特色医学中心)

曾　强(中华医学会健康管理分会)

张　坚(中国疾病预防控制中心)

张亮清(山西省心血管病医院)

张伟丽(国家心血管病中心　中国医学科学院阜外医院)

赵　冬(首都医科大学附属北京安贞医院)

赵慧辉(北京中医药大学)

郑　哲(国家心血管病中心　中国医学科学院阜外医院)

周脉耕(中国疾病预防控制中心)

秘书组　张伟丽(国家心血管病中心　中国医学科学院阜外医院)

　　　　王　璐(国家心血管病中心　中国医学科学院阜外医院)

　　　　刘佩玉(国家心血管病中心　中国医学科学院阜外医院)

前　言

　　高血压是我国患病人数最多的慢性病之一,是城乡居民心脑血管病死亡最重要的危险因素,目前患者超过 2.7 亿,给国家、社会、个人带来了沉重的疾病负担。在健康中国行动(2019—2030)发展策略指导下,高血压防线前移。为此,受国家卫生健康委疾病预防控制局委托,国家心血管病中心牵头组织相关机构共同制定《中国高血压健康管理规范(2019)》(以下简称《规范》),该《规范》是落实健康中国行动的重要举措,也是促进以疾病治疗为中心向以健康管理为中心转变的生动体现。

　　《规范》强调初始预防和一级预防的理念,面向全人群,包括健康人群、高血压易患人群和高血压患者,制订血压健康管理路径和评估体系,为基层医疗卫生工作者、健康管理工作者及社会大众实施全生命周期、全方位的血压健康管理服务提供指导。该《规范》的要点包括:

　　(一)诊断高血压界值不变,但高血压防线前移的理念已确立

　　高血压的诊断标准仍为收缩压≥140mmHg 和 / 或舒张压≥90mmHg,但提升了危险因素防控在高血压管理中的地位,将高血压干预的切点进一步前移,确立收缩压 120~139mmHg 和 / 或舒张压 80~89mmHg 为高血压前期状态。把国家的疾病防控重点和经济卫生投入到患病之前的预防阶段,通过多种形式加强社会各个群体对管理血压必要性的认识,才能够真正从根本上改变心血管疾病井喷的现状。

　　(二)注重可操作性,便于基层医生和社会大众践行规范

　　血压健康管理路径和方案将信息收集、筛查评估、膳食指导、运动干预、心理疏导、药物治疗融为一体,简洁明了。针对健康人群、高血压易患人群和高血压患者,分别给出膳食设计示例、运动干预方案推荐、心理疏导方法等,操作性强,便于基层实践。普通人群也可利用本书作为指导,开展自我健康管理。

（三）对高血压控制秉持更加积极的态度,稳中有进

《规范》对高血压防控的积极态度还主要体现在降压目标进一步降低,指出一般高血压患者应降至<140/90mmHg;能耐受者和部分高危及以上的患者可进一步降至<130/80mmHg;起始联合治疗的血压水平也有所降低,血压≥140/90mmHg者也可起始联合治疗;强调早期达标,降压达标时间为4周或12周以内。

（四）适应时代变化,吸纳新技术、新观点、新进展,同时保持中国特色

《规范》倡导有条件的地方应用现代信息技术开展"互联网+血压管理",辅助疾病管理及专家咨询;《规范》以开放的心态接纳国际医学进步成果,同时也注重中国国情和中国循证证据;增加了中医药治疗高血压研究的部分,重视中国传统医学发展。

《规范》的编辑工作凝聚了来自中国疾病预防控制中心、中华医学会心血管病分会、中国医师协会高血压专业委员会、中国体育科学学会、中国营养学会、中国卒中学会、中华心血管病杂志编辑委员会等近百位专家的智慧和汗水,用时一年,经过资料整理、分工撰写、集中研讨、专家论证、基层试行等,最终形成本《规范》。

在《规范》面世之际,我们衷心感谢国家卫生健康委的信任和指导,感谢各单位、学会的支持,感谢各位专家的辛勤付出。雄关漫道真如铁,而今迈步从头越!我们相信,在政府、社会、个人的共同努力下,高血压防治事业必将迎来新希望、新辉煌,为实现健康中国加油助力!

国家心血管病中心

中国医学科学院阜外医院

2019年11月

目　录

第一章

总　　论

一、背景

高血压是我国患病人数最多的慢性病之一,目前患者超过 2.7 亿,是城乡居民心脑血管疾病死亡最重要的危险因素,严重影响人民健康和经济社会发展。党和政府高度重视高血压防控工作。习近平总书记在全国卫生与健康大会上强调,要以癌症、高血压、糖尿病等为突破口,加强综合防控,强化早期筛查和早期发现,推进疾病治疗向健康管理转变。2019 年 7 月,国务院印发《关于实施健康中国行动的意见》,明确实施心脑血管疾病防治行动,加强高血压、高血糖、血脂异常的规范管理。为此,受国家卫生健康委疾病预防控制局委托,国家心血管病中心牵头组织相关机构共同制定《中国高血压健康管理规范(2019)》。该《规范》集健康宣教、筛查评估、技术指导、效果评价、动态追踪于一体,针对健康人群、高血压易患人群和高血压患者开展规范化的血压健康管理,为实施覆盖全人群、全生命周期、全方位的高血压健康管理服务提供指导。

二、适用对象

该《规范》的适用对象是基层医疗卫生机构的医务工作者、健康管理机构工作人员及社会大众,管理对象覆盖全人群,包括健康人群、高血压易患人群和高血压患者。

三、主要内容

本《规范》旨在制订高血压健康管理路径和评估体系,明确高血压健康管理工作流程,开发针对不同人群的健康管理工具和适宜技术。全书共分为六章:第一章为总论,第二章阐述高血压流行现状,第三章介绍血压测量与评估方法,第四、五、六章分别介绍针对健康人群、高血压易患人群、高血压患者开展全方位健康管理的方案,包括开展健康教育、膳食指导、运动干预、心理疏导、药物治疗等。

四、管理模式

(一) 自我健康管理

个人是践行健康的第一责任人,做好自我健康管理,提高健康素养和自我保健意识,定期监测个人健康状况,针对危险因素进行筛查评估,采取针对性的干预措施,及时评价健康管理效果。

倡导 18 岁及以上人群知晓个人血压。在有条件的社区,推广家庭血压测量,鼓励高血压患者记录"血压日记",规律记录血压及脉率情况。

试用推广"互联网 + 血压管理"。居民自行测量血压并利用智能终端设备上传数据,实现家庭自我健康管理和医生远程管理相结合。

（二）基层医疗卫生机构规范管理

家庭医生是居民健康守门人。以基层医疗卫生机构家庭医生团队为主体,针对高血压易患人群和高血压患者进行规范管理。建立居民健康档案,对高血压易患人群进行筛查、干预、评估。对已患高血压人群,积极降压治疗,避免并发症的发生,改善预后,提高生活质量。

对患者定期开展随访,跟踪血压水平、用药情况、不良反应,关注心率、血脂、血糖、体重等其他危险因素及其干预、临床情况处理等。根据患者血压是否达标进行分级管理,对未达标的患者进行重点管理,提高血压控制率。

（三）上级医疗机构重点管理

依托我国现有的国家、省、市、县慢性病防治机构和高血压专病医联体资源,由三级医院、二级医院和基层医疗卫生机构的医生组成区域性高血压管理团队,针对基层血压控制不佳、管理效果较差的患者,通过分级诊疗机制转诊到上级医疗机构进行重点管理。同时,上级医疗机构为基层高血压患者的长期监测和管理提供技术支持与培训,对高血压健康管理工作进行质量控制和评价。

五、管理流程

高血压健康管理流程如图 1-1 所示。

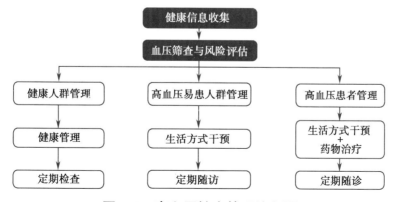

图 1-1 高血压健康管理流程图

第二章

高血压的流行现状

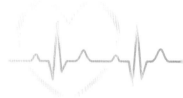

第一节 高血压流行现状与危害

一、高血压的流行与防控现状

高血压的患病率和患病人数是衡量高血压流行程度的主要指标。自1958年起开展的六次全国性调查显示我国高血压患病率和患病人数持续增加。《中国居民营养与慢性病状况报告(2015年)》显示,我国18岁及以上居民的高血压患病率为25.2%,高血压现患人数超过2.7亿。

根据《中国心血管病报告2018》显示,我国18岁及以上居民的高血压患病率为27.9%,高血压患病率随年龄增加而明显增高,65岁及以上人群的高血压患病率超过50%。高血压患病年轻化趋势日益显著,18~24岁、25~34岁和35~44岁人群高血压患病率分别为3.5%、5.8%和14.1%。我国高血压患病率也存在较大的地区差异,整体呈现北方高、南方低的特点,且大城市如北京、天津、上海等的高血压患病率更高。与此同时,18岁及以上居民的高血压知晓率为51.6%,治疗率为45.8%,控制率为16.8%,我国高血压整体防治状况仍有待进一步改善。

二、高血压的疾病负担

心脑血管疾病是我国居民的第一位死亡原因,而高血压是心脑血管疾病发生和死亡的首位危险因素。高血压带来沉重的疾病负担,根据中国疾病预防控制中心的研究报告,2017年我国因高血压死亡人数达254万,约69%的脑卒中死亡、54%的缺血性心脏病死亡、41%的其他心血管病死亡及43%的慢性肾病死亡可归因于高血压[1]。有研究显示,高血压也是老年性痴呆的高危因素[2]。

第二节 高血压流行的重要影响因素

高血压的主要影响因素包括遗传、年龄、肥胖、高盐摄入、吸烟、过量饮酒、运动量不足、长期精神紧张、空气污染等。

一、膳食与血压

不健康饮食习惯是高血压的重要危险因素,高盐、高脂饮食可导致血压升高。无论是成年人,还是儿童青少年,钠的摄入量与血压水平和高血压患病率均呈正相关,多个荟萃分析显示减少盐摄入量可降低血压[3],预防高血压发生。目前世界卫生组织推荐量为每人每日食盐摄入量 5.0g。膳食纤维可以降低钠盐吸收,增加钠离子排出,抑制血压上升。增加不饱和脂肪酸(如大豆油、橄榄油、茶油等植物油以及鱼油)和减少饱和脂肪酸(如猪油、黄油等)的摄入有利于降低血压。

过量饮酒会带来血压升高的风险。根据《中国居民膳食指南(2016)》,中国人危险饮酒指男性平均每天纯酒精摄入量 41~60g,女性 21~40g,有害饮酒指男性平均每天纯酒精摄入量 >60g,女性 >40g。我国 18 岁及以上居民饮酒者中有害饮酒率为 9.3%。限制饮酒与血压下降显著相关,酒精摄入量平均减少 67%,收缩压下降约 3.3mmHg,舒张压下降约 2mmHg。

二、吸烟与血压

吸烟可导致血压升高、心率加快,吸烟者的收缩压和舒张压均明显高于不吸烟者,有高血压家族史、肥胖、血脂异常的吸烟者,其高血压的患病风险更高。

吸"二手烟"也可导致血压升高[4]、高血压患病率增加,"二手烟"对女性影响尤为明显。我国人群调查研究显示,丈夫吸烟的女性患高血压的风险是丈夫不吸烟者女性的 1.28 倍[5]。

戒烟可显著降低高血压患者心脑血管疾病进展的风险[6],使冠心病患者的远期死亡率降低 36%[7],戒烟并控制血压可使人群缺血性心脏病的发病风险降低三分之二[8]。

三、肥胖与血压

正常体重范围是指体重指数(BMI)注为 18.5~23.9kg/m²,且男性腰围 <90cm、女性腰围 <85cm。超重肥胖增加高血压与心脑血管疾病的患病风险,尤其是中心性

注体重指数(BMI)= 体重(kg)÷ 身高(m)²

肥胖。肥胖者发生高血压的风险是 BMI 正常者的 3 倍[9]。BMI 平均每增加 $10kg/m^2$，男性收缩压增高 17mmHg，女性收缩压增高 14mmHg[10]。近年来我国居民超重和肥胖比例明显增加，《中国居民营养与慢性病状况报告(2015 年)》显示，我国 18 岁及以上居民的超重和肥胖率达 30.1% 和 11.9%。

四、运动与血压

积极规律的运动可以降低高血压患病风险，增强体质和健康水平。大量证据证明，高血压患者可从适量运动中获益，降低心脑血管疾病进展的风险。进行规律的(每周 3 天或以上)、每次持续一段时间的(30~45 分钟或以上)中等强度的运动可以使收缩压下降 5~17mmHg，使舒张压下降 2~10mmHg。

五、精神心理因素与血压

高血压发病与长期精神紧张、焦虑、高负荷压力等因素显著相关。在应激状态下，心率、血压、体温、肌肉紧张度、代谢水平等均可能发生显著变化。长期或慢性、反复出现、不可预期的应激因素往往是导致高血压的重要因素，对持续存在应激的人群，应加强评估与筛查应激水平及心身健康状况。

焦虑、抑郁状态增加高血压患病风险。一项包括 45.5 万人为期 5 年的研究发现，焦虑使高血压患病风险增加约 2 倍，抑郁使女性高血压患病风险增加约 3.5 倍[11]。另一方面，高血压患者更容易出现焦虑、抑郁症状。北京市一项调查研究发现，在 2 274 例高血压患者中，发生焦虑、抑郁的比例分别为 32.5%、5.7%[12]。

焦虑和抑郁症状影响高血压治疗效果，直接降低约 34% 的高血压非药物治疗(如生活方式干预)效果，增加约 7% 的高血压药物治疗不依从性，对于重度焦虑的高血压患者，不依从性风险升高 1.56 倍[13]。

本章要点

● 高血压患病率随年龄增加而明显增高,患病年轻化趋势日益显著,但高血压的知晓率、治疗率和控制率总体仍处于较低水平。

● 心脑血管疾病在我国居民的死亡原因中位列第一,而高血压是心脑血管疾病发生和死亡的最重要的危险因素,高血压带来了沉重的疾病负担。

● 不健康饮食、吸烟、肥胖超重、缺乏运动、长期精神紧张等是高血压发生的重要危险因素,普及健康生活方式可有效降低人群血压升高的风险。

第三章

血压的筛查与风险评估

第一节　血压的筛查

一、高血压的诊断标准

1. 在未服用抗高血压药的情况下,非同日 3 次测量诊室血压收缩压≥140mmHg 和 / 或舒张压≥90mmHg,可诊断为高血压。如目前正在服用降压药物,血压虽低于 140/90mmHg,仍诊断为高血压。

2. 动态血压监测　24 小时平均收缩压 / 舒张压≥130/80mmHg,或白天收缩压 / 舒张压≥135/85mmHg,或夜间收缩压 / 舒张压≥120/70mmHg。

3. 家庭血压监测　平均收缩压 / 舒张压≥135/85mmHg。

需注意"隐匿性高血压"和"白大衣高血压"的情况。

"隐匿性高血压"主要表现为诊室血压 <140/90mmHg,动态血压监测或家庭自测血压提示高血压。

"白大衣高血压"表现为反复出现诊室血压升高,而动态血压监测或家庭自测血压正常。

二、高血压易患人群的界定标准

具有以下危险因素之一者未来发展成高血压的风险显著增加,为高血压易患人群:

1. 高血压前期　收缩压 120~139mmHg,和 / 或舒张压 80~89mmHg。

2. 年龄≥45 岁。

3. 超重和肥胖　BMI≥24kg/m²;或中心性肥胖(男性腰围≥90cm,女性腰围≥85cm)。

4. 高血压家族史。

5. 高盐饮食。

6. 长期大量饮酒。

7. 吸烟(含被动吸烟)。

8. 缺乏体力活动。

9. 长期精神紧张。

此外,血脂异常、糖尿病是高血压发生的潜在危险因素。

三、血压测量规范

规范测量血压是诊断高血压、评估血压水平以及观察降压疗效的主要手段,应定期测量血压,鼓励使用正确测量技术进行家庭血压监测。

(一) 诊室血压

诊室血压是由医护人员在标准条件下按统一规范进行测量得到的血压值,是目前诊断高血压、进行血压水平分级以及观察降压疗效的常用方法。

1. 使用通过国际标准方案认证的上臂式医用电子血压计,并定期校准。

2. 使用标准规格的袖带(气囊长度 22~26cm、宽度 12cm),肥胖或臂围大者需使用大规格袖带。

3. 测量前安静休息至少 5 分钟,测量坐位、上臂血压,将捆绑袖带的上臂放在桌子上,与心脏处于同一水平。

4. 首诊时建议测量双上臂血压,取血压读数较高一侧的血压值。

5. 测量血压时,应至少测量 2 次,间隔 1~2 分钟,若差别≤5mmHg,则取 2 次测量的平均值。若差别 >5mmHg,应再次测量,取后 2 次测量的平均值。

6. 疑诊体位性低血压情况者,同时测量站立位血压。站立位血压在卧位改为站立后 1 分钟和 3 分钟时测量。体位性低血压的诊断标准为,从卧位转为立位后 3 分钟内出现收缩压下降≥20mmHg 和 / 或舒张压下降≥10mmHg,可伴有或不伴有低灌注症状。

7. 测量血压的同时测定心率。

8. 诊室血压的测量频次推荐　健康人群每年测量 1~2 次血压。高血压易患人群建议每 3~6 个月测量 1 次血压。高血压患者中血压已达标者建议至少每 3 个月测量 1 次血压,血压未达标者建议 2~4 周测量 1 次血压。

(二) 动态血压

动态血压监测可评估 24 小时血压昼夜节律、体位性低血压、餐后低血压等。

1. 使用经过国际标准方案认证的动态血压测量仪,并定期校准。

2. 通常白天每 30 分钟测量 1 次,晚上睡眠期间每 1 小时测量 1 次。应确保整个 24 小时期间血压有效监测,每个小时至少有 1 个血压读数。有效血压读数应达到总监测次数的 70% 以上。

3. 动态血压监测指标　24 小时、白天(清醒活动)、夜间(睡眠)收缩压和舒张压平均值。

(三) 家庭血压

家庭血压监测可辅助调整治疗方案,推荐高血压易患人群及高血压患者长期进行家庭自测血压。

1. 推荐使用经过验证的上臂式电子血压计,每年至少校准 1 次。不推荐腕式血压计、手指血压计等其他部位的电子血压测量设备。

2. 建议早晨起床后一小时内或者晚上就寝前测量血压,如早晨测量应在服降压药和早餐前,排尿后测量坐位血压。测量方法同诊室血压。

3. 测量血压时,应至少测量 2 次,间隔 1~2 分钟,若差别≤5mmHg,则取 2 次测量的平均值。若差别 >5mmHg,应再次测量,取后 2 次测量的平均值。

4. 对初诊高血压患者,或者需调整降压药物期间,建议连续测量家庭血压7 天。

5. 血压控制平稳者,建议每周家庭自测 1~2 次血压。

6. 精神高度焦虑的患者,不建议频繁自测血压。

7. 鼓励高血压患者记录"血压日记"(附录 1),进行血压的自我管理。建议记录每次测量血压的日期、时间、收缩压、舒张压和心率。

第二节　风　险　评　估

风险评估包括病史采集、体格检查、实验室检查、血压水平分级、心血管风险评估。

一、病史采集

1. 病史　发病年龄,血压最高水平和一般水平,伴随症状,降压药使用情况及治疗反应。

2. 个人史　生活方式(饮食、饮酒、吸烟等),体力活动,已婚女性注意询问避孕药使用情况。

3. 既往史　了解有无冠心病、心力衰竭、脑血管病、外周血管病、糖尿病、痛风、血脂异常、支气管哮喘、睡眠呼吸暂停综合征、肾脏疾病、甲状腺疾病等病史。

4. 家族史　询问高血压、糖尿病、冠心病、脑卒中及其发病年龄等家族史。

5. 社会心理因素　了解家庭、工作、个人心理、文化程度等情况。

二、体格检查

1. 规范多次测量非同日血压。初诊患者应测量双上肢血压，如怀疑体位性低血压，应测坐位和立位血压。

2. 测量身高、体重、腰围。

3. 心率、心律、大动脉搏动、血管杂音。

三、实验室检查

根据个人病情需要及医疗机构实际情况，选择相应的检查项目。

（1）基本项目：血常规、尿常规、血生化（空腹血糖、血脂、血肌酐、血尿酸、血钾）、心电图。

（2）推荐项目：餐后 2 小时血糖（空腹血糖增高者）、糖化血红蛋白（合并糖尿病的患者）、尿蛋白定量（尿蛋白定性阳性者）、尿微量白蛋白或白蛋白／肌酐比、24 小时动态血压、超声心动图、颈动脉超声、肾脏超声、X 线胸片、眼底检查、脉搏波传导速度、踝 - 臂指数。

（3）选择项目：怀疑继发性高血压患者以及有心血管并发症的患者，可根据病情需要进行进一步检查。

四、血压水平的分级

所有人群均应定期筛查高血压，血压水平分级见表 3-1。

表 3-1　血压水平分级

分类	诊室血压 /mmHg		
	收缩压		舒张压
正常血压	<120	和	<80
高血压前期	120~139	和 / 或	80~89
高血压	≥140	和 / 或	≥90
1 级高血压(轻度)	140~159	和 / 或	90~99
2 级高血压(中度)	160~179	和 / 或	100~109
3 级高血压(重度)	≥180	和 / 或	≥110
单纯收缩期高血压	≥140	和	<90

注:当收缩压和舒张压分属于不同级别时,以较高的分级为准

五、综合评估心血管疾病总体风险

心血管疾病总体风险评估是预防和控制心脑血管疾病的必要前提,有助于防治人员对患者进行健康教育,提高患者的预防意识和治疗依从性。

评估高血压患者发生心脑血管疾病风险的重要因素,详见表 3-2。发生心脑血管病风险的高危个体如下:①血压处于高血压前期 130~139/85~89mmHg 和 1 级高血压,且合并≥3 个主要危险因素的患者;②2 级高血压合并 1~2 个主要危险因素的患者;③3 级高血压患者,无论是否合并主要危险因素。

表 3-2　影响高血压患者发生心脑血管疾病的重要因素

危险因素	内容
血压	① 血压升高:130~139/85~89mmHg ② 1 级高血压:140~159/90~99mmHg ③ 2 级高血压:160~179/100~109mmHg ④ 3 级高血压:≥180/110mmHg
主要危险因素	① 男性 >55 岁;女性 >65 岁 ② 吸烟(含被动吸烟) ③ 糖耐量受损(餐后 2 小时血糖 7.8~11.0mmol/L) 和 / 或空腹血糖受损(6.1~6.9mmol/L) ④ 血脂异常 总胆固醇(TC)≥5.7mmol/L 或 低密度脂蛋白胆固醇(LDL-C)>3.3mmol/L 或 高密度脂蛋白胆固醇(HDL-C)<1.0mmol/L ⑤ 早发心血管病家族史(一级亲属发病年龄:男性 <55 岁,女性 <65 岁) ⑥ 中心性肥胖(男性腰围≥90cm,女性腰围≥85cm)或肥胖(BMI≥28kg/m²)

续表

危险因素	内容
其他危险因素	① 早发停经（<50 岁） ② 静坐生活方式 ③ 心率（静息心率 >80 次/分） ④ 高尿酸血症（男性 >420μmol/L，女性 >360μmol/L）
盐摄入量评估	24 小时尿钠 >100mmol/L（相当于食盐摄入量 >6.0g/d）

本章要点

- 诊室血压、动态血压和家庭血压监测都是血压筛查的有效方式，界定高血压易患人群及高血压患者的标准是规范开展高血压健康管理的重要前提。

- 病史采集、体格检查、实验室检查、血压水平分级是心脑血管风险评估的主要内容。

第四章

健康人群的血压管理与生活方式指导

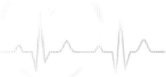

第一节　健康人群的血压管理流程

健康人群的血压管理目标:倡导践行健康生活方式,保持合理膳食、适量运动、戒烟限酒、心理平衡,预防高血压的发生。健康人群血压管理流程如图 4-1 所示。

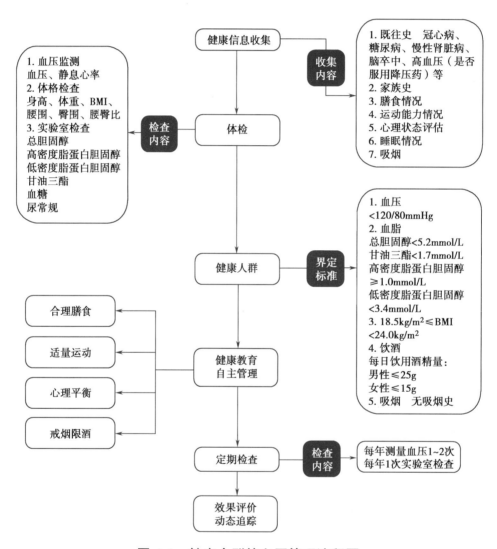

图 4-1　健康人群的血压管理流程图

第二节　营 养 指 导

一、膳食原则

对于血压正常、无高危因素的健康人群,应遵循《中国居民膳食指南(2016)》中的建议:

(1) 食物多样,谷类为主;

(2) 吃动平衡,健康体重;

(3) 多吃蔬果、奶类、大豆;

(4) 适量吃鱼、禽、蛋、瘦肉;

(5) 少盐少油,控糖限酒;

(6) 杜绝浪费,兴新食尚。

以平衡膳食原则安排每日餐食。平衡膳食指吃的食物种类和食用量之间的比例适宜,能够最大程度地满足营养需求,使身体保持健康的状态。

二、指导方法

(一) 食物多样

控制每日摄入的总能量,选择小份量食物,选用"小份"菜肴增加食物种类。平均每天不重复地摄入食物种类数在 12 种以上,每周在 25 种以上,具体见表 4-1。

对于每天能量摄入在 1 600~2 400kcal 的 18 岁及以上成年人,主要类别食物每日摄入量范围如下:谷类食物 200~300g、全谷物和杂豆类 50~150g、薯类 50~100g,蔬菜 300~500g,水果 200~350g,水产 40~75g,畜禽肉 40~75g,蛋类 40~50g,奶制品 300g。另外每周摄入大豆 105~175g,坚果 50~70g。

表 4-1　主要食物类别每日和每周建议摄入的种类和数量

食物类别	每日种类数	每周种类数
谷类、薯类、杂豆类	3	5
蔬菜、水果类	4	10
畜、禽、鱼、蛋类	3	5
奶、大豆、坚果类	2	5

（二）口味清淡

减少食用腌、熏制食品。每日食盐摄入量不超过 5.0g。

（三）科学选择

包装食品注意食品标签,合理选择包装食品。食品标签通常标注了食品的生产日期、保质期、配料、质量（品质）等级等,有助于了解食物是否新鲜、产品特点、营养信息等,特别是能量、蛋白质、脂肪、碳水化合物和钠是营养成分表强制标示的内容。关注含有"低盐、减盐、低脂、减脂、低糖、减糖"等营养标签的食物。

第三节　运动指导

一、体质测定

体质测定是指通过体质测量来评估体质水平。体质测定结果将显示体质的总体状况和各体质成分的水平,是制定运动健身计划的重要依据。针对体质的薄弱环节,确定运动健身目标和优先进行的锻炼内容,根据体质水平确定起始运动强度。例如,心肺耐力差者,要着重进行有氧运动提高心肺功能。

体质测定内容主要包括:

1. 心肺耐力　有条件时进行极量测试或亚极量心肺耐力测试,如功率车二级负荷测试、台阶测试等。老年人可选用 2 分钟原地高抬腿测试。

2. 身体成分　BMI,体脂率。

3. 肌肉力量和耐力　如握力、背力、俯卧撑和仰卧起坐。老年人可选用 30 秒坐站测试。

4. 柔韧性　如坐位体前屈。

同时,儿童青少年也应关注速度、平衡能力、身体的灵敏度和协调性,老年人应增加平衡和反应时间的测定等。可参考《国民体质测定标准》。

二、指导方法

（一）运动锻炼方案

1. 一次锻炼的基本组成　一次运动锻炼的基本组成包括准备活动（也叫热身）、

运动内容、整理放松和拉伸运动四个部分,详见表4-2。

表 4-2　一次运动锻炼的基本组成

热身	至少 5~10 分钟低到中等强度的心肺和肌肉耐力活动
运动内容	至少 20~60 分钟有氧运动、抗阻运动、神经动作练习
整理活动	至少 5~10 分钟低到中等强度的心肺和肌肉耐力活动
拉伸	在热身和整理活动之后进行至少 10 分钟的拉伸活动

2. 运动方式　运动锻炼方案的内容应当包括多种运动方式,才能使身体得到全面发展。有氧运动、抗阻运动(力量练习)、柔韧性练习、神经肌肉练习是最基本的运动方式。

(1) 有氧运动:也叫心肺耐力运动,以有氧代谢为主要供能途径,指全身大肌肉群参与的、有节律性、持续一段时间的运动形式,例如快走、跑步、游泳、骑自行车、广场舞、太极拳(剑)、广播操、乒乓球等球类活动。

(2) 抗阻运动:主要是指肌肉强化运动,能够保持或增强肌肉力量和耐力,以及肌肉体积的活动,同时也是增强骨骼强度的锻炼方式。运动时肌肉对抗一定阻力或举起一定负荷的重量,肌肉的做功要大于日常生活,即超负荷。由于每种动作或训练只增强参与做功的肌肉,因此,要通过多种动作或训练来使身体各部位的肌肉平衡发展。抗阻运动一般不规定运动时间,但强调运动到再也不能完整正确地完成一次动作为止。例如弹力带练习、俯卧撑、平板支撑、器械练习等。

(3) 柔韧性练习:伸展、牵伸等练习能够增大关节活动的范围,如压腿、运动健身器械上的牵拉等。

(4) 神经肌肉练习:也叫神经肌肉控制练习,包括平衡、协调、步态和本体感觉等控制技能的练习,对老年人尤为重要。例如闭眼单脚站、太极拳、气功、舞蹈等。可以与有氧运动结合,每周 2~3 次,每天 20~30 分钟。

3. 运动量　身体活动量要达到中等强度以上才会产生健康效应。以下运动类型如快步走、休闲式游泳、骑自行车(速度低于每小时 16km)、羽毛球(双打)、瑜伽、跳舞等属于中等强度活动,跑步、游泳、羽毛球(单打)、骑自行车(速度超过每小时 16km)、跳绳、爬山、高强度间歇训练、健美操等属于较大强度活动。

(1) 每周需要 150~300 分钟的中等强度身体运动,或者 75~150 分钟的较大强度运动,每周需要有 2 天进行肌肉强度锻炼(例如举重、俯卧撑),以保持健康。

（2）增加身体活动量,每周进行超过 300 分钟的中等强度运动,可以获得更多的健康效益。

（3）可用自身感觉来简单判断运动强度。与安静状态相比,呼吸、心率微微加快,微微气喘,但能讲话而不能唱歌,基本达到中等强度;呼吸、心跳明显加快,气促,不能连贯讲话,基本达到较大强度。

4. 一般健康成年人运动推荐方案,详见附录 2。

（二）注意事项

1. 循序渐进　目前没有规律运动的健康人,以小到中等强度运动开始,每次运动时间可以 5~10 分钟,循序渐进,逐步过渡到中到大强度,每次运动时间 30 分钟以上。但运动强度和运动量不是越大越好。

2. 避免肌肉骨骼损伤　运动前热身,运动后整理和拉伸活动,以及遵循循序渐进、因人而异的原则,都是有效降低肌肉骨骼损伤的重要保障。

（三）运动监控

为使运动安全和有效,要及时观察身体对运动负荷的反应,运动监控可以采用监测心率、血压、心电图等。在日常运动干预中,可以通过运动后睡眠良好、第二日晨起的脉搏基本恢复到平日水平,无明显疲劳感觉、情绪正常或者更好等自我感觉来判定运动强度适宜。

（四）运动终止指征

如果出现下列情况,需要立即终止运动,寻求专业人士或者医生的帮助:

1. 在胸部、颈部、肩部或者手臂上有疼痛和压迫感。

2. 出现面色苍白、大汗、感到头晕或者恶心。

3. 肌肉痉挛,在关节、足踝和下肢感到急性疼痛。

4. 严重疲劳、严重下肢痛或间歇跛行。

5. 严重呼吸困难,出现发绀。

6. 运动测试中,随着负荷增加,出现收缩压≥250mmHg 和 / 或舒张压≥115mmHg 或收缩压下降 >10mmHg。

（五）运动后调整与恢复

运动后采用科学方法,加速机体的恢复过程十分重要。恢复整理内容包括:积极性活动方式如舒缓的身体活动、补充营养、中医药调理、肌肉按摩等物理手段以及充足睡眠等。

第四节　心理指导

一、个体评估

对高血压发生影响最大的三类生活事件有：过度紧张的工作或学习并伴有负性情绪、人际关系不协调、亲人遭遇事故或意外死亡。

《状态 - 特质焦虑问卷（STAI）》包含状态焦虑（S-AI）和特质焦虑（T-AI）两部分，各有 20 个问题。状态焦虑指短暂、不愉快的情绪体验，如紧张、恐惧、忧虑和神经质，伴有自主神经功能亢进。特质焦虑指相对稳定的，作为一种人格特质且有个体差异的焦虑倾向。此两种焦虑特征均对血压等心身指标产生影响，详见附录 3。如果自评有问题则需向专业的心理医生咨询。

二、指导方法

（一）舒缓压力常态化

通过合理调整工作生活节奏，或反复练习冥想、深呼吸放松减压训练等，以减缓压力、舒缓紧张心情，并使减压活动逐渐成为日常生活的一部分。

倡导公众树立"5125"健康生活理念，谐音"我要爱我"，即每天给自己留 5 分钟思想放空（发呆）时间、每天运动 1 小时、掌握 1 项运动技巧和加入 1 个运动社群等，每天摄入 12 种以上食物，每周摄入 25 种以上食物。脑电生理研究提示，个体在发呆时，脑电波维持在 8~14Hz，个体处于清醒而放松状态，对生活节奏较快的现代人是一种良好的调剂。

（二）积极应对习惯化

除了形成日常的减压习惯之外，牢记自己才是自身健康的第一责任人，对各种应激和压力采取积极应对的态度，形成合理应对的行为习惯。例如，对生活压力或目标设置合理分解，生活和工作节奏安排应有张有弛，积极主动的应对应激等不良刺激及压力情境。

（三）培养乐观情绪

增加愉快生活体验：多回忆正面的、愉快的生活经验，有助于克服不良情绪状态。

培养幽默感：幽默感有助于适应社会，面对压力和应激。

学会从不同角度观察和思考：很多表面上看是引人生气或悲伤的事件，如果换个角度看，塞翁失马焉知非福，发现和挖掘生活中积极正面的意义，全面提升心身健康。

本章要点

- 按照平衡膳食原则安排每日餐食，倡导食物多样，口味清淡，科学选择包装食品。
- 保证每周至少3次中等强度运动，2次抗阻力的力量练习，打破久坐等静态行为。
- 舒缓压力常态化，积极应对习惯化，培养乐观情绪，保持"身""心"两方面的健康。

第五章

高血压易患人群的血压管理与生活方式干预

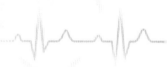

第一节　高血压易患人群的管理工作流程

高血压易患人群的管理目标:给予更积极防控,针对具有高血压易患危险因素的人群,强化全方位的生活方式干预,包括营养指导、运动处方、心理指导、戒烟干预,预防高血压和心血管病事件。高血压易患人群管理工作流程如图 5-1 所示。

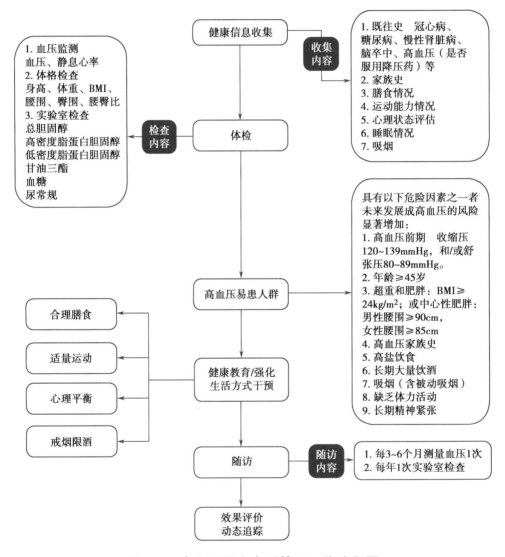

图 5-1　高血压易患人群管理工作流程图

第二节　营养干预

一、个体评估

（一）体重评估

正常体重是 BMI 在 18.5~23.9kg/m² 范围内，BMI<18.5kg/m² 为体重过低，在 24.0~28.0kg/m² 范围时为超重，BMI≥28.0kg/m² 时为肥胖。此外，男性腰围≥90cm、女性腰围≥85cm 时，为中心性肥胖。对于超重和肥胖者，首先应积极采取增加运动、减少能量摄入等生活方式干预，将 BMI 降低到正常范围内，特别是要减少腹部脂肪含量。对于体重过低者，提示存在营养不足，需要增加进食量，保证能量和营养素的摄入。

（二）饮食评估

1. 根据个体的年龄、性别、运动量，确定每日的能量摄入范围。

2. 评估个体是否有不规律进餐、酗酒等不良饮食行为。

3. 评估个体的口味偏好、调味品使用习惯和高盐食物选择情况，根据《中国居民膳食指南（2016）》给出减少哪些调味品和高盐含量食物的清单。

二、膳食指导

（一）能量及重要营养素摄入量推荐

按照标准体重计算每日摄入的总能量，推荐摄入能量标准详见表 5-1。对于超重和肥胖者，除增加身体活动外，应根据情况减少每日能量摄入，一般每天减少 300~500kcal。每克碳水化合物和每克蛋白质的产热量均为 4kcal，每克脂肪的产热量为 9kcal。每日的重要营养素推荐摄入量，详见附录 4。

表 5-1　成人推荐每日应摄入能量估算表（单位：kcal/kg 标准体重）

体型	卧床	轻体力劳动	中体力劳动	重体力劳动
消瘦（BMI<18.5kg/m²）	25~35	35	40	45~55
正常（18.5kg/m²≤BMI<24.0kg/m²）	20~25	30	35	40
超重和肥胖（BMI≥24.0kg/m²）	15	20~25	30	35

注：标准体重（kg）＝身高（cm）－105，BMI 为体重指数
轻体力劳动：基本坐姿工作；中体力劳动：基本直立工作；重体力劳动：负重体力工作

(二) 饮食指导

1. 平衡膳食　遵循《中国居民膳食指南(2016)》中的建议,以平衡膳食为原则安排每日餐食,坚持食物多样化,特别关注全谷类食物和蔬菜的食用量是否达到推荐量要求。

2. 严格限制高盐食物摄入　减少盐的摄入量,每日不超过 5.0g。对于高血压前期人群,更严格地限制高盐食物摄入,减少使用酱油、味精、腐乳等含盐量高的调味品,选择葱、姜、蒜、花椒等调味品。少吃或不吃腌熏食物及其制品,减少食用盐含量高的饼干、面包等加工食品。常见高盐食物见附录 5。

3. 控制高脂肪食物摄入　每日烹调用油量应控制在 20~30g,不食用煎炸食物,控制食用饱和脂肪和胆固醇含量高的畜肉类食物及制品。伴有血脂异常者,平均每天摄入的饱和脂肪供能占总能量的比例不高于 10%,胆固醇摄入量小于 300mg。常见高饱和脂肪食物见附录 6,常见高胆固醇食物见附录 7。

4. 控制精制糖摄入　添加糖的摄入量每天不超过 50g,最好控制在 25g 以下。少喝、不喝含糖饮料,减少食用添加大量精制糖的甜点。伴有血糖异常者,应同时遵循糖尿病患者的膳食指导原则调整饮食,特别注意选择低血糖生成指数的食物。

5. 限制饮酒　以酒精量计算,成人一天最大饮酒的酒精量,男性不超过 25g,女性不超过 15g。不同类型酒的酒精含量见表 5-2。

表 5-2　不同类型酒的酒精含量

	15g 酒精	25g 酒精
啤酒	450ml	750ml
葡萄酒	150ml	250ml
38% 酒精度白酒	50ml	75ml
53% 高度白酒	30ml	50ml

6. 增加食用全谷物和杂豆类食物　全谷物指全麦粉、小米、玉米、燕麦、荞麦等。杂豆指大豆以外的红豆、绿豆、芸豆、花豆等。每天的主食中应有 1/4~1/3 为全谷物。

7. 多吃蔬菜、水果　每餐食物中,蔬菜重量应该约占到 1/2。

土豆、藕等蔬菜的碳水化合物含量高,能量也较高,食用时应注意相应减少主食量。

水果的营养成分和蔬菜有差异,二者不能相互替代。首选新鲜应季水果,控制含糖量高的水果。常见富含钾的食物见附录8。

8. 食用适量的鱼、畜禽肉和蛋类等动物性食物　动物性食物富含优质蛋白,适量摄入对维持血压平稳有着重要作用。平均每天摄入总量在120~200g的范围内,分散在每日各餐中食用。

优先选择鱼和禽肉类食物,少吃肥肉、烟熏和腌制肉制品。

食用鸡蛋时不应丢弃蛋黄。对于合并血脂异常或已被确诊为冠心病或脑血管疾病的患者,每周食用1~2个蛋黄。

9. 科学饮水　成年人每天饮水量推荐不低于1.5L,根据生理状况、环境温湿度、运动以及摄入食物状况进行调整。提倡饮用白开水或淡茶水,鼓励每天多次少量饮水。

三、血压管理菜谱及烹调方式示例

(一) 每日食谱制订总原则

1. 控制每日总能量摄入量,以维持正常体重　以粗杂粮、薯类替代部分精制主食,不选择肥腻肉类,尽量不用高温油炸的方法烹调食物。

选择大豆油、橄榄油、茶油等富含不饱和脂肪酸的植物油。

2. 按照食物多样性的原则,丰富每日食物种类　重点选择高钾低钠的新鲜蔬菜、应季水果、全谷物、薯类、海产品、大豆及奶制品。限制食盐摄入,增加钾、镁、钙的摄入。

3. 提高蛋白质效价,提高优质蛋白比例　遵循蛋白质互补的原则,谷类与奶类搭配,谷类与豆类搭配,谷类与肉、蛋类搭配,粗粮薯类与精米白面搭配。

在蛋白质来源中,水产品、禽畜瘦肉、蛋类、奶类或奶制品、豆类或豆制品等优质蛋白的每日摄入量应当超过50%。

4. 食物的烹调方式应注意减少营养损失　食物需酌情减少刀工处理和加热时间、控制加热温度,建议采用以水或蒸汽传热的低温烹调、短时间加热的方式,减少营养损失。

(二) 高血压易患人群的食谱示例

针对血压处于高血压前期范围且伴有肥胖与血脂异常的人,每日膳食设计举例详见附录9。

第三节 运动干预

一、干预原则

高血压易患人群常伴有多种健康危险因素,运动干预方案的原则是通过积极、有计划的锻炼,增加能量消耗和基础代谢,增进心肺功能,降低血压和血糖,改善血脂异常,控制体重等,有效预防高血压和心脑血管病事件。

二、个体评估

运动干预前需要充分考虑每个危险因素和伴发疾病状况,咨询医生、医疗保健人员、运动指导师等,进行体质测定和运动前医学检查,以避免出现运动诱发的心血管事件等问题,保障运动安全,获得更多健康效益。运动前医学检查内容,详见表5-3。

表 5-3 运动前医学检查

项目	内容 / 方法
医疗史	① 患病史、住院史和治疗史(尤其是心脑血管病) ② 用药史、过敏史 ③ 家族史 ④ 目前症状 ⑤ 运动系统、神经系统等影响运动的因素
运动习惯	① 既往 3 个月和近 1 周内运动天数、每次运动时间、运动类型 ② 每日工作的体力活动情况
体格检查	① 血压、心率 ② 实验室检查(必要时):心电图、血生化、超声心动图、外周血管超声检查、神经功能检查、肺功能检查
体质测试	① 个体成分(体重、BMI、腰围、体脂率) ② 心肺耐力(运动心肺试验、6 分钟步行试验) ③ 肌肉力量 ④ 柔韧性 ⑤ 平衡能力
心理评估	① 焦虑筛查 ② 抑郁筛查

对于血压升高、血脂异常、高血糖、超重和肥胖,或者心肺耐力较低的个体,需要进行临床运动测试。传统临床运动测试指在心电图监控下的最大强度运动测试,在有条件的临床实验室进行运动平板或者功率自行车测试。实验室以外,可以采取场地测试的方法,成年人采用6分钟步行试验,简单经济。

三、干预方法

(一) 干预方案

高血压易患人群的运动干预方案与一般健康成人的运动方案在内容和结构上基本一致,主要包括有氧运动、肌肉力量与耐力练习、柔韧练习等,主要区别在于运动起始负荷、持续时间、运动强度等不同,重点强调运动的安全性、有效性和运动监控。

1. 中等强度运动是目前研究证据最多、最充分的有效强度,对于身体素质好、有运动习惯的人也鼓励进行较大强度的活动。每周至少150分钟中等强度或75分钟较大强度的身体活动量可增进心肺功能,降低血压、血糖,调节血脂。

2. 可采取短时间多次累积的方式进行运动,对有条件者,鼓励增加每次活动的持续时间。每次30分钟中等强度活动在降低血压和心血管病风险的研究中得到最有利的证据支持。

3. 对于血脂异常、超重和肥胖人群的运动方案,推荐:

(1) 逐渐增加运动时间,达到每天50~60分钟的运动量,每周≥5天。每周或者每日的运动量可通过多个短时间累计完成,并提高日常生活中的身体活动如步行通勤。每天60~90分钟的运动锻炼是促进减重、降脂的必要运动量。

(2) 每周2~3天的肌肉力量练习,通过增加能量消耗、增加基础代谢,进一步控制血脂和体重。

4. 老年人应根据身体情况来确定体力活动水平,推荐:

(1) 老年人可选用2分钟原地高抬腿测试平衡能力,30秒坐站测试肌肉力量和耐力。

(2) 当老年人由于慢性病不能一周做150分钟的中等强度有氧运动时,应该尽可能地进行身体活动。老年人的运动可以和日常活动结合。

(3) 神经肌肉控制练习,包括平衡、协调、步态和本体感觉等控制技能的练习,对老年人尤为重要。例如闭眼单脚站、太极拳、气功、舞蹈等。推荐每周 2~3 次,每天 20~30 分钟。

5. 高血压易患人群的运动干预方案,详见附录 10。

(二) 运动干预注意事项

1. 减少久坐等静态行为　建议每静坐 1 小时就通过短时间站立或者身体活动打断静坐少动状态,减少静坐少动对健康的不良影响。

2. 低起始强度　对于没有规律运动习惯、体力活动不足的人,建议从低强度的活动开始,随着运动时间延长和耐受性提高,可适当增加运动时间和运动强度,避免由于运动不规律以及进行不能适应的剧烈运动,增加肌肉骨骼损伤和心血管意外事件等风险。

3. 使用适当的运动装备和运动器材,选择安全的环境。

4. 高血压易患人群的运动监控、运动终止指征、运动后调整和恢复,参考一般健康人群的运动指导原则(第四章第三节)。

第四节　心 理 干 预

一、个体评估

高血压易患人群需要重点关注的心理因素包括:生活事件、个性特征、情绪因素、认知和行为方式、不良生活方式等,长期精神紧张、焦虑、抑郁状态会增加患高血压的风险。抑郁自评量表和焦虑自评量表客观可靠便于操作,且通过评分,区分有无和轻中重度抑郁和焦虑,详见附录 11、附录 12。如果自评有问题则需去咨询专业的心理医生。

二、干预原则

1. 预防为主,应常规对高血压易患人群进行心理健康知识宣教,促进健康生活方式与行为,增强心理健康意识。

2. 给予专业心理咨询和心理治疗,改善不良心理状态和行为。

三、干预方法

(一) 心理健康教育

包括:心理健康知识宣教、健康行为养成和积极应对方式培养等。

1. 养成良好的生活方式,做到工作有张有弛,生活规律有节奏。

2. 合理饮食,戒烟限酒,充足睡眠,适度运动等。

3. 增强心理健康意识,学会调控情绪及合理安全的情绪宣泄,增强个体心理耐受能力及抗挫折能力。

(二) 心理保健技巧

学习和掌握适宜的减压与放松技巧。具体建议包括:

1. 运动锻炼　根据自身实际、循序渐进,从事有益身心健康的规律性有氧运动。

2. 艺术减压法　主动参加与学习音乐与绘画等艺术活动,可有效缓解心理压力。

3. 渐进性肌肉放松训练　从头部到脚部依次体验身体各部分肌肉紧张和松弛的感觉差异,循序渐进训练全身放松,直至能自如地放松全身肌肉,达到全身心的放松效果。

(三) 心理治疗

必要时在心理医生的指导下,进行合适的心理治疗。

1. 支持疗法　提供心理支持,对个体当前的问题给予指导、鼓励和安慰,以消除心理问题和情绪困扰。

2. 认知疗法　心理应激事件对个体的影响很大程度上取决于个体对该事件的认知,通过改变个人认知过程及认知观念来改变不良情绪和行为。

3. 行为矫正技术　首先应提高个体对疾病行为原因、结果和治疗的意识,继而通过训练帮助个体学会用健康行为代替不健康行为,并对健康行为不断奖励强化。

4. 生物反馈技术　借助仪器将人体内各器官系统心理生理过程中不易察觉的肌电、皮肤电、皮肤温度、心率、血压和脑电等信号记录并放大,转换为人们能理解的信息或借助仪器可显示的信号(即信息反馈),训练人们通过对这些信号活动变化的认识和体验,学会有意识地控制自身的心理生理活动,达到调整机体功能和防病治病的目的。

第五节　戒烟干预

一、烟草依赖的诊断标准及评估

(一)烟草依赖的诊断标准

烟草依赖是一种慢性疾病,目前烟草依赖的临床诊断标准为:在过去1年内表现出下列6项中的至少3项:

1. 强烈渴求吸烟。

2. 难以控制吸烟行为。

3. 当停止吸烟或减少吸烟量后有时会出现戒断症状。

4. 出现烟草耐受表现,即需要增加吸烟量才能获得满足。

5. 为吸烟而放弃或减少其他活动及喜好。

6. 不顾吸烟的危害而坚持吸烟。

(二)烟草依赖的严重程度评估推荐

使用 Fagerström 烟草依赖评估量表(FTND 量表),详见附录13,此量表为临床上使用较多的烟草依赖程度评估方法。累计得分0~3分,为轻度烟草依赖;4~6分,为中度烟草依赖;≥7分,为重度烟草依赖。评分越高,说明吸烟者的烟草依赖程度越高,戒烟难度越大。

二、戒烟干预方法

识别所有吸烟者,进行简短戒烟干预,可参照"5A(Ask 询问,Advise 建议,Assess 评估,Assist 帮助,Arrange 安排)"法,具体干预内容如表5-4所示。临床戒烟干预路径如图5-2所示。

表 5-4　简短戒烟干预内容

戒烟干预	具体内容	
识别并记录所有吸烟者	询问每一位就诊者的吸烟情况,并在病例中明确记录吸烟情况	
强烈建议所有吸烟者必须戒烟	用明确、强烈以及个体化的话语建议所有吸烟者戒烟	
评估吸烟者的戒烟意愿	评估患者是否考虑戒烟,准备从何时开始戒烟	
向吸烟者提供戒烟帮助	有戒烟意愿者(准备在近1个月内戒烟者)	没有戒烟意愿者(近1个月不准备戒烟或不愿意戒烟者)
	发放戒烟自助手册 推荐戒烟服务:拨打戒烟服务热线(中国戒烟专线4008885531或公共服务热线12320)或前往戒烟门诊接受专业的戒烟治疗	进行访谈,增强其戒烟意愿
安排随访	每次就诊时均需询问并记录患者的吸烟状态 对于未戒烟者或复吸者需重复上述戒烟干预步骤 对于近期刚开始戒烟者应鼓励其继续坚持避免复吸	

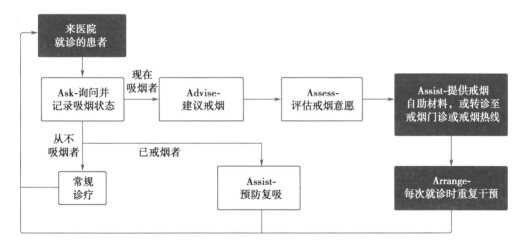

图 5-2　戒烟干预路径(5A 法)示意图

三、戒烟药物

推荐 3 类一线临床戒烟用药,包括尼古丁替代疗法类药物、盐酸安非他酮缓释片和酒石酸伐尼克兰片。研究表明,心血管疾病患者单独或联合使用上述三类药物疗效和安全性均较好[14]。戒烟药物简介如下:

1. 尼古丁替代疗法类药物　通过向人体提供中等剂量的尼古丁,缓解戒烟过程中出现的戒断症状。临床试验中 3 个月持续戒烟成功率约为 30%~40%[15]。

2. 盐酸安非他酮缓释片　通过抑制脑内多巴胺重摄取,增加脑内多巴胺水平,缓解戒断症状。临床试验中 3 个月持续戒烟成功率约为 30%~40%。

3. 酒石酸伐尼克兰片　为尼古丁 α4β2 乙酰胆碱受体的部分激动剂,具有激动和拮抗双重调节作用,缓解戒断症状的同时还可减少吸烟的欣快感。临床试验中 3 个月持续戒烟成功率约为 50%~60%。

本章要点

践行健康生活方式,积极干预高血压的多重危险因素,有效预防高血压。

- 低盐饮食,每日食盐摄入量 <5g。
- 平衡膳食,食物多样化,控制每日总能量摄入,多吃新鲜蔬菜、水果和豆类等富钾食物,少吃肥肉、动物内脏、油炸等高脂肪食物,少吃咸肉、咸菜等腌制品,炒菜少放油。
- 适量运动,循序渐进,可采取短时间、多次积累的方式,每天累计 30~60 分钟中等强度有氧运动,每周至少 5 天;肌肉力量练习与有氧运动相结合。
- 增强心理健康意识,减轻精神压力,必要时进行专业心理咨询和心理治疗。
- 不吸烟,彻底戒烟,避免接触二手烟。
- 不饮酒或限制饮酒。

第六章

高血压患者的血压管理与治疗

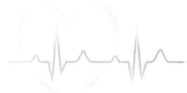

第一节　高血压患者的管理工作流程

高血压人群的管理目标:进行综合干预,包括开展全方位生活方式干预(营养指导、运动处方、心理干预等)和药物治疗,提高高血压的治疗率和治疗控制率,预防心脑血管事件。单纯高血压患者的血压应降至 <140/90mmHg,能耐受者可进一步降至 <130/80mmHg。高血压患者管理工作流程如图 6-1 所示。

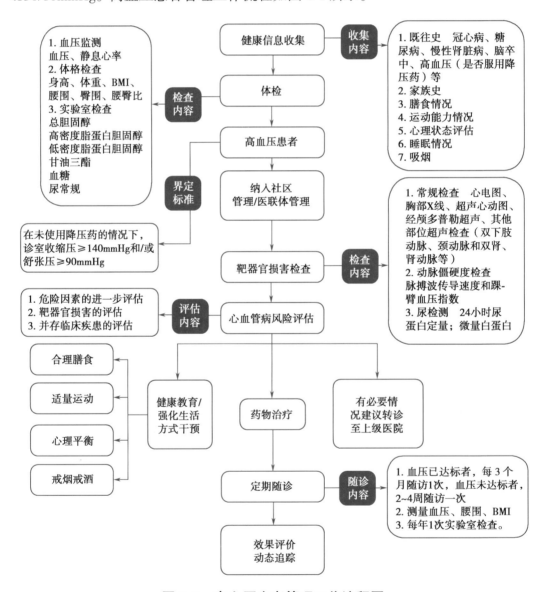

图 6-1　高血压患者管理工作流程图

第二节 高血压患者的生活方式干预

一、高血压患者的营养干预

(一) 个体评估

对高血压患者需要进行体重评估、饮食评估以及临床并发症评估。体重评估和饮食评估的内容可参照高血压易患人群的营养指导(第五章第二节)。并发症评估包括冠心病、脑卒中、糖尿病、肾脏疾病、痛风等。

(二) 膳食干预

遵循平衡膳食的理念,高血压患者的膳食指导原则和干预方法可参照高血压易患人群的营养指导(第五章第二节)。高血压患者应戒酒。对于有并发症的高血压患者,还需要遵循以下膳食指导原则。

1. 高血压合并缺血性脑卒中患者的饮食干预 更严格地控制食盐摄入,建议每天食盐的摄入量不超过 3.0g。膳食设计举例详见附录 14。

2. 高血压合并肾脏疾病患者的饮食干预

(1) 更严格地控制食盐摄入,要求每天食盐的摄入量不超过 3.0g,不吃咸肉、咸菜等含盐高的菜品或腌制品。不吃辛辣调味品及咖啡、浓茶等刺激食物。

(2) 需要限制蛋白质摄入,每天膳食中蛋白质供给量为每千克体重 0.6~0.8g,并且有 50%~70% 蛋白质来自优质蛋白类食物,首先保证鱼虾、瘦肉、禽蛋、奶类和豆制品等优质蛋白来源。可选择麦淀粉、低蛋白大米或低蛋白米粉、藕粉、粉皮或薯类作为碳水化合物的主要来源。

(3) 限制脂肪摄入,特别是肥肉、动物内脏等动物性脂肪含量高的食物。

(4) 限制钾、磷摄入。每日磷摄入量在 1 000mg 以下,减少食用可乐、加工食品等;钾摄入量在 2 000mg 以下,选择西蓝花、西葫芦、绿豆芽、冬瓜、大白菜、柿子椒、卷心菜、椰菜花、黄瓜、茄子等钾含量低的蔬菜。

高血压合并肾脏疾病患者的每日膳食设计举例,见附录 15。

3. 高血压合并糖尿病患者的饮食干预 选择低血糖生成指数的全谷类食物,不吃含精制糖的食物。高血压合并糖尿病患者的每日膳食设计举例,见附录 16。

4. 高血压合并痛风患者的饮食干预

(1) 限制高嘌呤动物性食物,避免食用肝脏、肾脏等动物内脏,贝类、牡蛎、虾蟹等带甲壳的海产品,以及浓肉汤和肉汁等。

(2) 对于急性痛风发作、药物控制不佳或慢性痛风性关节炎的患者,应戒酒,并禁用含酒精饮料。

(3) 建议摄入脱脂或低脂乳类及其制品、蛋类,以及足量的新鲜蔬菜,鼓励选择低血糖生成指数的全谷类食物,充足饮水。

高血压合并痛风患者每日膳食设计举例,详见附录 17。

二、高血压患者的运动干预

(一) 干预原则

高血压患者常伴有多种健康危险因素或者慢性疾病,有一定的运动风险,运动干预方案的制定原则需要重点强调安全性、有效性,即选择适合当前健康水平和健康目标的体育活动类型,通过循序渐进的运动获得健康益处。

(二) 个体评估

高血压患者的运动前医学检查可参考高血压易患人群的个体评估(第五章第三节)。对于未控制的 3 级高血压患者(即安静状态下收缩压≥180mmHg 和 / 或舒张压≥110mmHg),必须由临床医生进行评估并服用降压药物之后,才可以开始训练计划。

(三) 干预方法

高血压患者的运动干预,需要重点强调运动安全和运动监控。特别注意的是:

1. 高血压患者不需要进行较大强度(≥60% 心率储备)的有氧运动,中等强度的有氧运动(40%~60% 心率储备)就能取得最佳风险收益比。

2. 降压药,如 β- 受体阻滞剂、钙通道阻滞剂以及血管扩张剂,会引起运动后的血压突然下降,需要延长整理活动时间并密切观察。

3. 运动方案时效与调整　运动 3 周后可以增加运动时间和强度,或评估是否继续运动或者是调整下一阶段的训练。

4. 跟踪和复诊　运动初期以及运动一段时间后随访患者运动后的情况,复诊患者血压情况。

高血压患者的运动干预推荐方案,见附录 18。

高血压合并冠心病或者冠状动脉支架手术后患者的运动干预推荐方案,见附录 19。

(四) 运动康复中急性事件的预防和处理

1. 高血压患者如何预防与处理急性心肌梗死

(1) 症状识别:结合患者自己的经历,描述急性事件发生时的症状,回顾心脏病发作时常见的征兆。

(2) 教导患者如果出现心脏病发作的征兆或体征应采取以下步骤:①停止正在从事的任何事情,马上坐下或平躺;②如果症状在 1~2 分钟没有缓解,如有硝酸甘油,在舌下含服 1 片;③如不适症状在 3~5 分钟没有缓解,或有加重,舌下再含服 1 片硝酸甘油,继续等待 5 分钟,必要时再放 1 片硝酸甘油;④如没有硝酸甘油,马上呼救,自主或在他人帮助下拨打求救电话,需要将患者紧急转运到最近医院急诊中心,不可自己驾车到医院。

2. 高血压合并糖尿病患者的常见运动风险及预防

(1) 低血糖风险:是参加运动的糖尿病患者面临的最严重问题。运动后可能会发生急性血糖下降,即使在高血糖阶段,也会导致病人出现低血糖症状,包括颤抖、虚弱、异常出汗、焦虑、口和手发麻、神经质,神经性低血糖症状包括头痛、视力障碍、反应迟钝、遗忘、昏迷。需要注意的是,低血糖可能会在运动后 12 小时出现。

(2) 其他常见风险:剧烈运动可加重退行性关节病变、视网膜病变以及外周神经病变。

(3) 运动风险预防与指导

1) 夜晚运动过晚会加重夜晚低血糖发生的风险,应当避免。

2) 运动中携带一些糖。

3) 注意避免空腹锻炼,建议在餐后 1~2 小时开始运动,避免在胰岛素作用处于高峰期时进行运动,以防止胰岛素吸收过快而引起低血糖反应。

4) 一些药物会掩盖或加重运动后的低血糖反应,如 β- 受体阻滞剂、华法林、钙通道阻滞剂、利尿剂。

5) 外周神经病变的患者由于触觉以及对冷、热及其他刺激的缺失,需注意双手及双脚的保护,避免受伤。

3. 高血压合并冠心病或冠状动脉支架手术后患者的运动风险及预防指导

（1）心血管风险：不完全血运重建的支架手术患者，运动诱发心肌缺血的风险增加，如心绞痛、心肌梗死。

（2）运动风险预防与指导

1）评估支架置入部位再发生狭窄的可能性。

2）心绞痛患者注意监测症状的出现、频率、持续时间、诱因以及相关的运动强度。

3）需注意中高强度抗阻运动比有氧运动更容易升高血压。

4）保障康复现场有检测和复苏的设备，包括除颤仪及相关药品。

5）强调运动前热身及运动后放松的重要性。

三、高血压患者的心理干预

（一）干预原则

1. 全面的心理和行为干预　应常规给予高血压患者"心理平衡处方"，必要时结合抗焦虑、抗抑郁药物治疗。

2. 躯体疾病与精神疾病"同诊共治"　心内科医生与精神科医生共同会诊患者，确诊患者在患高血压同时，是否伴有焦虑和抑郁症状，共同制定适合患者的治疗方案，实现躯体疾病与精神疾病的"同诊共治"。

3. 兼顾疗效与安全性　选择用药时应充分评估抑郁或焦虑症状、药物潜在副作用、药物相互作用和潜在疾病条件等因素，兼顾疗效与安全性原则。

（二）干预方法

1. 高血压患者心理平衡处方

（1）正视现实生活，正确对待自己和别人，大度为怀。处理好家庭和同事间的关系。

（2）避免负性情绪，保持乐观和积极向上的态度。

（3）寻找适合自己的心理调适方法，旅行、运动、找朋友倾诉、养宠物等都是排遣压力的方法。

（4）增强心理压力的承受力，培养应对心理压力的能力。

（5）心理咨询是减轻精神压力的科学方法，必要时进行心理咨询。

（6）避免和干预心理危机（一种严重的病态心理，一旦发生必须及时就医）。

2. 心理与行为干预

（1）放松深呼吸训练：保持站姿或坐姿，注意力集中在腹部肚脐下方，用鼻孔慢慢吸气，想象空气从口腔沿着气管逐渐抵达腹部，腹部随着吸气不断增加、慢慢地鼓起来，吸足气后稍微停顿 2~3 秒，呼气时，想象空气逐渐从口腔或鼻腔缓慢、平稳流出而非突然呼出。反复重复上述步骤，每次 3~5 分钟。坚持每天练习 3~5 次，开始可以每次练习 1~2 分钟，逐渐增加至 3~5 分钟。熟练后也可以增加到 10~15 分钟，每天早、晚各 1 次。

（2）认知行为治疗：一种由专业心理治疗师操作的结构、短程、认知取向的心理治疗方法，主要针对抑郁焦虑症等不合理认知所致心理问题，或躯体疾病伴发的抑郁焦虑问题，通过改变患者对己、对人或对事的看法与态度来改善心理问题。

（3）正念减压疗法：一种由心理治疗师协助慢性病患者通过正念练习来处理压力、疼痛、焦虑和抑郁情绪的治疗方法，可有效降低压力、焦虑、抑郁，改善个体生活质量。该疗法为一套结构化的连续 8 周（每周 2 小时）的个体或团体训练课程，包含正念冥想、温和瑜伽和身体扫描技巧训练，以及每日居家练习。

3. 药物干预　对于高血压伴焦虑、抑郁状态者，可联合应用抗高血压和抗焦虑抑郁药物。

（1）抗焦虑剂：临床以苯二氮䓬类（BZs）抗焦虑剂最常用，如地西泮、劳拉西泮、奥沙西泮、阿普唑仑、氯硝西泮等。非 BZs 类抗焦虑剂也常用于缓解高血压等躯体疾病伴发的焦虑情绪，如丁螺环酮、坦度螺酮、氟哌噻吨美利曲辛片等。

（2）抗抑郁剂：常用的有选择性 5- 羟色胺再摄取抑制剂（SSRIs），如氟西汀、帕罗西汀、舍曲林、氟伏沙明、西酞普兰、艾司西酞普兰等。SSRI 类抗抑郁剂疗效欠佳的患者，也可试用如米氮平等去甲肾上腺素能和特异性 5- 羟色胺能抗抑郁药（NASSAs）。

四、高血压患者的戒烟干预

烟草依赖的诊断标准及评估、戒烟干预方法及药物治疗内容可参照高血压易患人群（第五章第五节）。对于高血压患者，建议增加戒烟干预的次数和干预的持续时间，关注患者的体重变化，指导其控制体重。

第三节　高血压靶器官损害评估

高血压靶器官损害是指血压升高导致的心脏、脑、肾脏、视网膜和血管系统结构和/或功能损害。无论是首次就诊,还是处于不同治疗阶段的高血压患者,医师在对其血压水平、血压类型评估的同时,应对靶器官进行评估。可根据当地医院的设备情况开展以下靶器官损伤的评估检查,详见表 6-1。

表 6-1　高血压靶器官损害评估检查

筛查方法	定义和标准
1. 左心室肥厚	
心电图	① Sokolow-Lyon 电压:男性 ≥4.0mV,女性 ≥3.5mV 或 ② Cornell 乘积 >244mV·ms
超声心动图	① 左室质量指数(LVMI):男性 ≥115g/m², 女性 ≥95g/m² ② BMI≥25kg/m² 的人群,计算校正身高后的左室质量指数(LVMIh):男性 >50g/m$^{2.7}$,女性 >47g/m$^{2.7}$
2. 血管结构/功能损害	
颈动脉超声	颈动脉内中膜厚度(IMT)≥0.9mm 为增厚;IMT≥1.5mm 为斑块
踝-臂指数(ABI)	ABI<0.9 诊断下肢血管狭窄
脉搏波传导速度(PWV)	① 颈-股动脉脉搏波传导速度(cfPWV)≥12m/s 定义为动脉硬化 ② 臂-踝动脉脉搏波传导速度(baPWV):不同年龄、性别,正常参考值不同
3. 肾脏损害	
血清肌酐	轻度升高:男性 115~133μmol/L,女性 107~124μmol/L
肾小球滤过率(eGFR)	eGFR 降低 <60ml·min^{-1}·1.73m^{-2})
尿微量白蛋白	① 24 小时尿微量白蛋白:30~300mg/24h 或 ② 尿白蛋白/尿肌酐比:≥30mg/g(3.5mg/mmol)
4. 视网膜损害	
眼底镜检查	1 级:视网膜小动脉轻度变细,无局部缩窄 2 级:小动脉狭窄及局部管径不规则 3 级:小动脉弥漫狭窄及管径不规则,合并视网膜出血、渗出和棉絮状斑 4 级:在 3 级基础上发生视盘水肿和视网膜水肿
光学相干断层血管成像(OCT)	检出早期视网膜损害

续表

筛查方法	定义和标准
5. 神经系统损害	
影像学检查	CT 和 MRI 对脑实质损害如脑梗死、脑出血、脑白质病变可做出明确诊断 磁共振血管成像（MRA）可对颅内血管畸形、狭窄或闭塞、血管瘤做出明确诊断 经颅多普勒超声检查对诊断颅内血管痉挛、狭窄或闭塞有一定帮助

第四节　高血压及其并发症的治疗

一、单纯高血压

（一）一般成年人降压目标

单纯高血压患者血压应降至 <140/90mmHg，能耐受者可进一步降至 <130/80mmHg。

（二）老年高血压启动降压治疗时机及目标值

老年高血压的降压治疗及注意事项，详见表 6-2。

表 6-2　老年高血压启动降压治疗时机及目标值

年龄	药物治疗时机	降压目标值	推荐的降压药物
65~79 岁	血压≥150/90mmHg	降至 <140/90mmHg	利尿剂、CCB、ACEI/ARB，均可作为初始或联合药物治疗。 无并存疾病的老年高血压不宜首选 β- 受体阻滞剂
≥80 岁	收缩压≥160mmHg	降至 <150/90mmHg；患者如收缩压 <130mmHg 且耐受良好，可继续治疗而不必回调血压水平	

注：① 双侧颈动脉狭窄程度 >75% 时，血压应不低于 150/90mmHg。

② 衰弱的高龄老年人注意监测血压，降压速度不宜过快，降压水平不宜过低。

③ 老年单纯收缩期高血压的药物治疗：舒张压 <60mmHg 的患者，如收缩压 <150mmHg，可不用药物；如收缩压为 150~179mmHg，可用小剂量降压药；如收缩压≥180mmHg，需用降压药，并密切观察血压的变化和不良反应

（三）常用降压药物

1. 降压药物应用的基本原则

（1）常用的五大类降压药物均可作为初始治疗用药,建议根据患者的危险因素、亚临床靶器官损害以及合并临床疾病情况,进行个体化治疗。

（2）一般患者采用常规剂量;老年人初始治疗时通常应采用较小的有效治疗剂量,逐渐增加至血压达标。

（3）优先使用长效降压药物。

（4）应根据血压水平和心血管风险选择初始单药或联合治疗(单片复方制剂或自由联合)。

2. 常用降压药物的种类　常用降压药物包括钙拮抗剂(CCB)、血管紧张素转化酶抑制剂(ACEI)、血管紧张素Ⅱ受体拮抗剂(ARB)、利尿剂和β-受体阻滞剂五类,以及由上述药物组成的固定配比复方制剂。五大类降压药物均可作为初始和维持用药的选择,应根据患者的危险因素、亚临床靶器官损害以及合并临床疾病情况,合理选择药物。此外,α-受体阻滞剂或其他种类降压药也可应用于某些高血压人群或与前述五大类药物联合使用。详见附录20。

二、高血压合并糖尿病

1. 降压目标　推荐高血压合并糖尿病患者的降压目标为<130/80mmHg。老年或伴严重冠心病患者,宜采取更宽松的降压目标值140/90mmHg。

2. 治疗方案

（1）收缩压在 130~139mmHg 和 / 或舒张压在 80~89mmHg 的糖尿病患者,如不伴微量白蛋白尿,可进行不超过 3 个月的非药物治疗。

（2）血压≥140/90mmHg 的患者,应在非药物治疗基础上立即开始药物治疗。

（3）伴微量白蛋白尿的患者应该立即使用药物治疗。首先考虑使用 ACEI 或 ARB。如需联合用药,应以 ACEI 或 ARB 为基础,加用利尿剂或二氢吡啶类 CCB。

（4）合并心绞痛可加用 β-受体阻滞剂。

（5）糖尿病合并高尿酸血症的患者慎用利尿剂。

（6）反复低血糖发作者,慎用 β-受体阻滞剂,以免掩盖低血糖症状。

三、高血压合并慢性肾病

1. 降压目标　建议慢性肾脏病患者的血压目标值控制在≤130/80mmHg,对于80 岁及以上老年慢性肾脏病患者,血压目标值 <140/90mmHg。

2. 治疗方案

（1）初始降压治疗应包括一种 ACEI 或 ARB,单独或联合其他降压药,但不建议两药联合应用。用药后血肌酐较基础值升高 <30% 时仍可谨慎使用,≥30% 时可考虑减量或停药,并同时注意筛查肾动脉狭窄。

（2）eGFR>30ml·min^{-1}·$1.73m^{-2}$（慢性肾脏病 1~3 期）患者,噻嗪类利尿剂有效。eGFR<30ml·min^{-1}·$1.73m^{-2}$（慢性肾脏病 4~5 期）患者,应改用襻利尿剂。利尿剂应选择低剂量,利尿过快可导致血容量不足,出现低血压或 eGFR 下降。不推荐醛固酮拮抗剂与 ACEI 或 ARB 联用,因其可能加速肾功能恶化和发生高钾血症的风险。

（3）β- 受体阻滞剂可以对抗交感神经系统的过度激活而发挥降压作用。α/β-受体阻滞剂具有较好的优势,发挥心肾保护作用,可应用于不同时期慢性肾脏病患者的降压治疗。

四、高血压合并冠心病

1. 降压目标　推荐高血压合并冠心病患者的降压目标为 <130/80mmHg,应注意舒张压不宜降至 60mmHg 以下。高龄、存在冠脉严重狭窄病变的患者,血压不宜过低。

2. 治疗方案

（1）合并稳定性心绞痛或恶化劳力型心绞痛的高血压患者,降压药物首选 β- 受体阻滞剂或 CCB。血压控制不理想,可以联合使用 ACEI 或 ARB 以及利尿剂。若考虑血管痉挛因素存在时,应该注意避免使用大剂量的 β- 受体阻滞剂。

（2）β- 受体阻滞剂、ACEI、ARB 在心肌梗死后长期服用,作为二级预防可以明显改善患者的远期预后,没有禁忌证者应早期使用。血压控制不理想时可以联合使用 CCB 及利尿剂。

五、高血压合并心力衰竭

对于高血压合并心力衰竭的患者,推荐的降压目标为 <130/80mmHg。

首先推荐应用 ACEI(不能耐受者可使用 ARB)、β- 受体阻滞剂和醛固酮受体拮抗剂,可以合用襻利尿剂或噻嗪类利尿剂。如仍未能控制高血压,需要加用 CCB 时推荐应用氨氯地平、非洛地平。有负性肌力效应的 CCB 如地尔硫草和维拉帕米可应用于收缩功能保留的心力衰竭患者。

六、高血压合并心房颤动

推荐高血压合并心房颤动的降压目标为 <130/80mmHg。高血压合并房颤的患者,应根据现行指南应用华法林或新型口服抗凝药进行抗凝治疗。如需进行心室率控制可考虑应用 β- 受体阻滞剂或非二氢吡啶类 CCB。应用 ARB 作为降压药物有助于减少心房颤动的复发。

七、高血压合并脑卒中

(一)高血压合并缺血性脑卒中

1. 推荐缺血性脑卒中急性期的患者在 24~48 小时启动降压药物治疗,将血压控制于 140~160/80~99mmHg。应严格监测血压并适度缓慢降压,血压不宜过低,保证全身器官灌注。对于急性期在溶栓时间窗内接受阿替普酶静脉溶栓治疗的患者,溶栓治疗后 24 小时需监测血压,保证患者血压水平 <180/100mmHg。

2. 针对慢性期缺血性脑卒中,需将血压控制在 140/90mmHg 以下。但对于合并已知严重颅内外大动脉狭窄的患者,血压的管控不宜过于严格。对于脑小血管病造成的脑卒中,推荐严格控制血压,避免血压的剧烈波动。

3. 常用的各类降压药物均可应用,应针对患者的个体情况选择降压药物。

(二)高血压合并脑出血

1. 在脑出血急性期即应积极给予降压药物治疗,推荐降压目标为收缩压 <140mmHg。同时应监测血压,避免血压变异性过大。

2. 推荐长期血压控制目标值为 <130/80mmHg。

八、高血压合并血脂异常

高血压伴血脂异常的患者,在生活方式干预的基础上,应积极进行降压药物治疗和适度调脂药物治疗,降脂治疗遵循《中国成人血脂异常防治指南(2016 年修订版)》。在下列情况下,高血压患者应考虑应用他汀类药物:①高血压合并≥1 种代谢性危险因素,或伴靶器官损害,应使用他汀类药物作为心血管疾病的一级预防;②高血压合并临床疾病(包括心、脑、肾、血管等),应使用他汀类作为二级预防。

第五节　常见继发性高血压的诊断与治疗

继发性高血压在高血压人群中约占 5%~15%。继发性高血压除高血压本身对机体的影响外,与之伴随的内分泌紊乱、低钾血症、肾功能不全、低氧血症等还可以导致独立于血压之外的心脑血管损害,因此早识别、早诊断、早治疗尤为重要。以下几种情况应警惕继发性高血压的可能性:

1. 发病年龄 <40 岁的 2 级高血压或儿童时期出现任何级别高血压。

2. 高血压程度严重(3 级)或出现高血压急症。

3. 高血压伴有自发或利尿剂引起的低钾血症。

4. 夜尿增多、血尿、泡沫尿或有肾脏疾病史。

5. 阵发性高血压,发作时伴头痛、心悸、皮肤苍白及多汗等。

6. 双侧上肢血压相差 20mmHg 以上,股动脉等搏动减弱或不能触及。

7. 降压效果差,不易控制。

8. 夜间睡眠时打鼾并出现呼吸暂停。

9. 长期口服避孕药及糖皮质激素等药物者。

10. 长期血压稳定的患者突然出现急性恶化性高血压。

新诊断的高血压应该进行常见继发性高血压的筛查,难治性高血压更应考虑继发性高血压可能,并进行全面筛查。必要时建议到高血压专科就诊。常见继发性高血压包括肾实质性高血压、肾血管性高血压、阻塞性睡眠呼吸暂停综合征(OSAHS)、原发性醛固酮增多症(PA)、嗜铬细胞瘤 / 副神经节瘤(PPGL)、库欣综合征、主动脉缩窄,相关疾病的诊断与治疗详见附录21。

第六节　难治性高血压的诊断与治疗

一、难治性高血压的定义

难治性高血压定义为:在改善生活方式基础上应用了可耐受的足够剂量且合理的 3 种降压药物(包括一种噻嗪类利尿剂)至少治疗 4 周后,诊室和诊室外(包括家庭血压和动态血压监测)血压值仍未达标,或使用≥4 种药物才能使血压达标时,称为难治性高血压。根据多中心临床研究报道,估计难治性高血压的患病率占药物治疗患者的 5%~30%[16,17]。

二、难治性高血压的评估与诊断

难治性高血压的评估与诊断包括患者特征(病史、生活方式、睡眠状况等)、假性难治(血压测量技术、白大衣高血压、药物依从性)、靶器官损害,以及筛查继发性高血压,详见表 6-3。

表 6-3　难治性高血压的评估与诊断

难治性高血压的评估与诊断	
假性难治性高血压	① 服药依从性差;
	② 白大衣现象:建议在确认顽固性高血压诊断之前,用动态血压监测或家庭血压监测证实血压控制的不达标;
	③ 血压测量不规范:包括使用相对于臂围袖带太小等因素;
	假性高血压:显著的肱动脉钙化,特别是患有严重动脉钙化的老年患者;
	④ 降压药物的治疗剂量不足或者联合用药方案不合理
难治性高血压的原因	① 生活方式因素:如肥胖或体重增加、过量饮酒、高钠摄入;
	② 服用影响血压的药物:如非甾体类抗炎药、口服避孕药、可卡因、类固醇激素、甘草等;
	③ 阻塞性睡眠呼吸暂停综合征;
	④ 存在继发性高血压;
	⑤ 严重的高血压靶器官损害,特别是慢性肾脏疾病或大动脉硬化

三、难治性高血压的治疗

难治性高血压的治疗包括生活方式干预、药物治疗和介入或器械治疗。

(一) 生活方式干预

生活方式干预包括控制体重、限制食盐的摄入(<5.0g/d)、适度限制酒精的摄入、增加体力活动、减轻精神压力、保持心理平衡。

(二) 药物治疗

药物治疗的原则:

1. 停用可能升高血压的药物,无法停用时根据医嘱减低剂量。

2. 足量使用利尿剂。

3. 合理的联合用药(包括单片固定复方制剂),选用不同降压机制的药物,以达到最大降压效果和最小不良反应。

4. 尽量选择长效制剂,可有效控制夜间血压、晨峰血压以及清晨高血压,维持24小时的持续降压效果,改善患者的依从性。

5. 遵循个体化原则,必须根据患者具体情况和对药物的耐受性以及降压药物的机制,选择最适合患者的降压药物。

钙拮抗剂、利尿剂、ARB、ACEI、β- 受体阻滞剂均可作为起始和联合治疗。难治性高血压患者应选择以 ARB 或 ACEI+ 钙拮抗剂 + 噻嗪类利尿剂的三联治疗方案为主,必要时再选择其他非一线降压药[18]。

在此基础上血压仍不能达标,可依据患者的临床特点联合其他的降压药物,包括:盐皮质激素受体拮抗剂(需要评估肾功能和潜在高钾血症的风险)、β- 受体阻滞剂、α/β- 受体阻滞剂(阿洛洛尔、卡维地洛)或 α₁- 受体阻滞剂等。

若血压仍不能达标,可选择可乐定、利血平等中枢神经抑制药物作为联合方案的降压药物之一。

(三) 介入或器械治疗

肾动脉交感神经射频消融术、颈动脉窦刺激器及髂动静脉吻合术等器械介入治疗可用于难治性高血压的治疗,但这些方法仍然处于研究探索过程中。目前关注最多、研究最为充分的经肾动脉去交感神经消融术的疗效虽未被最后证实[19,20],第一个用假手术对照的研究(SYMPLICITY HTN-3)未能达到其主要疗效终点,但近年来更多的临床试验仍然提示其带来的明确的血压获益,且总体上看是安全的;大约有三分之一的高血压患者对该治疗反应欠佳,未来的重点是如何识别更有效反应的高血压人群,明确相关的预测指标。

第七节 特殊人群高血压的血压管理

一、妊娠期高血压疾病的管理

(一)妊娠期高血压疾病的分类及其危害

妊娠期高血压疾病是妊娠与血压升高并存的一组疾病,包括妊娠期高血压、子痫前期/子痫、慢性高血压、慢性高血压并发子痫前期/子痫。

妊娠期高血压可增加胎盘早剥、弥散性血管内凝血、胎儿生长受限、死产等风险,是孕产妇和胎儿死亡的重要原因,是早产最常见的原因。妊娠期高血压病史女性再次妊娠时的总体复发风险约为20%。

妊娠期高血压可增加母子两代远期高血压、心血管疾病和代谢性疾病风险,需关注其远期风险,尽早开展预防。

妊娠期高血压疾病分类和定义见附录22。

(二)孕期血压管理

无靶器官损害的孕妇,启动降压治疗时机为血压≥140/90mmHg,降压目标值<140/90mmHg。

有靶器官损害的孕妇,启动降压治疗时机为血压≥140/90mmHg,降压目标值<135/85mmHg。但应避免将血压降至低于130/80mmHg。

对于妊娠期高血压急症(血压≥160/110mmHg),建议收住院,并酌情转诊至上级医院。

二、儿童青少年高血压的管理

(一)儿童青少年高血压的定义和危害

儿童青少年高血压指年龄<18岁时期发生的高血压,涵盖了儿童期和青少年期,在我国青少年期一般是指11~17岁年龄段,即中学教育阶段。流行病学调查提

示我国儿童青少年男、女生高血压患病率分别为 16.1% 和 12.9%，且近年来呈现上升趋势[21,22]。

儿童青少年高血压可引起不同程度的左心室肥厚、肾脏功能下降、颈动脉内中膜厚度增厚、脉搏波传导速度增加、眼底动脉硬化以及冠状动脉钙化等一系列血管早期衰老的表现。儿童青少年高血压可持续至成年，在没有干预的情况下，约 40% 发展为成年高血压，即表现为"血压轨迹现象"。高血压儿童在成年后发生心血管疾病及肾脏疾病的风险明显增加。

（二）儿童青少年高血压的诊断

1. 儿童青少年的血压测量 血压测量方法同成人血压测量（见第二章第一节），注意应根据不同年龄选择合适尺寸的袖带，这对准确测量儿童血压至关重要。3~5 岁儿童选择 SS 袖带型号，6~11 岁儿童选择 S 袖带型号，对于多数 ≥12 岁儿童可以使用成人袖带（根据上臂围选择 M、L、XL）。对初次测量血压的儿童青少年，建议测量四肢血压以排除主动脉缩窄。

建议 3~17 岁的儿童青少年每年至少接受一次血压测量。对有超重和肥胖、高血压家族史、肾脏病、糖尿病、主动脉缩窄手术史者，应该定期测量血压。

2. 儿童青少高血压的诊断和分级

（1）身高百分位法（表格标准）：儿童青少年期血压随着年龄、性别、身高等变化而不同，我国推荐采用米杰团队制定的中国 3~17 岁男、女年龄别和身高别的血压参照标准（附录 23）[23]。儿童青少年高血压的诊断和分级见表 6-4。

表 6-4 中国 3~17 岁儿童青少年的血压水平分级（表格标准）

血压水平	收缩压 /mmHg		舒张压 /mmHg
正常血压	$<P_{95}$	和	$<P_{95}$
高血压前期	P_{90}~P_{95} 或 ≥120	和 / 或	P_{90}~P_{95} 或 ≥80
高血压	≥P_{95}	和 / 或	≥P_{95}
1 级高血压	（P_{95}~P_{99}）+5	和 / 或	（P_{95}~P_{99}）+5
2 级高血压	≥P_{99}+5	和 / 或	≥P_{99}+5

注：根据每年龄组不同身高范围所对应血压的 P_{50}、P_{90}、P_{95}、P_{99} 判定血压水平。儿童青少年高血压的诊断需要根据连续三个时点的血压水平进行，两个时点间隔 2 周以上，三个时点的收缩压和 / 或舒张压均 ≥P_{95} 诊断为高血压

（2）血压筛查的简化公式标准：为方便临床医生对高血压患儿进行快速诊断，可首先采用简化后的"公式标准"（表 6-5）进行初步判断，其判定的结果与"表格标准"诊断儿童青少年高血压的一致率接近 95%。对公式标准筛查出的可疑患者，需再进一步采用"表格标准"确定诊断。

表 6-5　中国 3~17 岁儿童青少年高血压筛查的简化公式标准

性别	收缩压 /mmHg	舒张压 /mmHg
男	100+2× 年龄	65+ 年龄
女	100+1.5× 年龄	65+ 年龄

（三）儿童青少年高血压的治疗

需要评估血压水平的真实性并进行程度分级，排除常见继发性高血压，检测与评估靶器官损害程度及合并疾病情况，以制定相应的治疗策略。

1. 生活方式干预　联合饮食和体力活动干预对降低血压具有协同效应，建议家庭成员、教师共同参与，制定可行的目标，并设置奖励机制（非食物）以促进儿童青少年培养健康的生活方式。包括：

（1）肥胖儿童应控制体重。

（2）增加有氧和抗阻力运动，达到每天 60 分钟的中、高强度活动量，减少久坐静态时间。

（3）平衡膳食，控制每日总能量摄入，少喝含糖饮料，养成健康饮食习惯。

（4）避免持续性精神紧张状态。

（5）保证足够睡眠时间（6~12 岁儿童保证 9~12 小时睡眠，13~18 岁青少年保证 8~10 小时睡眠）。

2. 药物治疗　儿童青少年高血压的药物治疗适用于：①2 级高血压；②有高血压临床症状或有靶器官损害；③合并糖尿病；④继发性高血压；⑤经生活方式干预 6 个月后血压仍未达标。儿童青少年继发性高血压应积极针对病因治疗（第六章第五节），对不能纠正基础病因者应通过药物治疗控制血压。

药物治疗原则应以小剂量、单一用药起始，选择长效制剂，必要时考虑联合用药，监测药物副作用，建议每 2~4 周根据血压水平调整治疗方案。

儿童青少年降压药物以 ACEI、ARB、长效 CCB 或噻嗪类利尿剂作为起始。对于伴有慢性肾脏病、蛋白尿或糖尿病的儿童青少年，建议首先使用 ACEI 或 ARB。在上述降压药物疗效不佳时，α- 受体阻滞剂、β- 受体阻滞剂、α/β- 受体阻滞剂、保钾利尿剂和直接血管扩张剂可以考虑使用。

儿童用药应严格参考药品说明书。

第八节　中医药在血压管理中的应用

中医药在血压管理中独具特色，针对个体情况给予不同的治疗，关注个人的感受，疗法多样，对于稳定血压、减少靶器官损害、预防并发症等有较好疗效。

一、了解自身体质

中医学的两大特点是整体观念和辨证论治，与个人体质的内涵、种类有着密不可分的关系。目前中医对于体质分型的主要根据是阴、阳、气、血、燥、湿的有余与不足理论。在临床上为了配合辨证治疗，也有将体质区分为寒性体质、热性体质、实性体质与虚性体质，为了便于把握，现仅就寒性、热性体质的特征分述如下：

1. 寒性体质　口不渴、喜热饮、怕冷、怕风、手足厥冷、脸色苍白、唇色淡、尿多色淡、大便下利而稀、舌淡、苔白滑、脉迟。寒证患者多为慢性炎症病变、循环障碍的病变，表现表现为缺血、贫血、淤血、水肿等。

2. 热性体质　口干舌燥、喜冷饮、面红耳赤、尿少而黄、大便秘结、舌苔黄糙、脉数。热证患者多为急性炎症病变。

如有上述症状或体征出现，需要及时就医。

二、中医干预在血压管理中的应用

中医根据患者的临床证候以及年龄、性别、病程、并发症、地域等多因素来综合诊治。中医药治疗高血压可配合降压药使用，在减少降压药用量、增强疗效与血压稳定性等方面有效果。中医治疗高血压的方法多样化，有中药、针灸、运动疗法、气功疗法、心理疗法、音乐疗法、饮食疗法等，其中中药治疗是基础，其他疗法为辅助[24]。

（一）中药治疗

中药治疗高血压一般需要复方用药，且需分清证型和兼夹证，常见证型见表

6-6,相应证型的临床常用方剂见表6-7。

表 6-6　高血压的临床常见证型

证型	症状
肝火亢盛证	主症:眩晕、头痛、急躁易怒; 次症:面红、目赤、口干、口苦、便秘、溲赤、舌红苔黄、脉弦数
阴虚阳亢证	主症:眩晕、头痛、腰酸、膝软、五心烦热; 次症:心悸、失眠、耳鸣、健忘、舌红少苔、脉弦细而数
痰湿壅盛证	主症:眩晕头痛、头如裹、胸闷、呕吐痰涎; 次症:心悸、失眠、口淡、食少、舌淡苔白腻、脉弦滑
阴阳两虚证	主症:眩晕头痛、腰膝酸软、畏寒肢冷; 次症:耳鸣、心悸、气短、夜尿频、五心烦热、舌淡苔白、脉沉弦细

表 6-7　中药治疗高血压的常用方剂和随症加减

证型	治法	主方	加减
肝火亢盛证	平肝潜阳 清火息风	天麻钩藤饮	① 头痛甚加川芎、决明子、延胡索、当归等; ② 眼花可加菊花、女贞子; ③ 心烦甚加黄连; ④ 大便干结加大黄; ⑤ 口舌干燥加石斛玄参等
阴虚阳亢证	育阴潜阳 滋养肝肾	杞菊地黄丸	① 头晕甚加天麻; ② 失眠多梦加夜交藤或酸枣仁; ③ 肝阳盛加天麻、钩藤、石决明; ④ 阴虚大便干者加柏子仁、火麻仁等
痰湿壅盛证	化痰祛湿 健脾和胃	半夏白术天麻汤	① 胸闷、痰多、舌苔微黄加胆星、天竺黄; ② 苔白腻、舌淡、畏寒加苍术、半夏; ③ 下肢浮肿加泽泻、防己; ④ 呕吐加代赭石
阴阳两虚证	滋阴温阳	金匮肾气丸	① 气虚者加黄芪; ② 失眠多梦加百合、远志、茯神; ③ 肾阳虚者加肉桂、熟附; ④ 兼有浮肿者加茯苓、玉米须

(二) 临床常用中医疗法

1. 针灸与推拿疗法　针灸可以从整体上调节人体气血,有助于控制血压,改善临床症状,减少降压药的用量。推拿疗法通过在患者体表特定部位和穴位上施加刺激,通过经络传导发挥作用。针灸与推拿疗法联合降压药治疗原发性高血压的疗效较单用降压药有优势,且安全性好。适应证:适用于高血压的低危和中危患者,高危患者慎用,极高危患者忌用。需注意针灸和推拿治疗高血压也须分清证型,适当选择部位与穴位。

2. 刮痧疗法　刮痧疗法联合降压药治疗原发性高血压有良好的持续降压疗效,对无吸烟、饮酒史患者的降压效果优于有吸烟、饮酒史的患者,对年龄≤45岁、病程<10年和服用降压药的患者疗效尤更佳,对热证患者的疗效优于寒证患者。

具体操作以局部出现充血斑点为度。刮痧时应根据患者年龄、病情、反应来确定刮痧手法及刮痧强度,对于重症高血压患者或者已经合并心、脑、肾疾病的高血压患者应忌用刮痧疗法,对刮痧油过敏者也应忌用刮痧疗法。常用操作部位及操作见表6-8。

表 6-8　刮痧疗法的常用取穴部位及操作手法

部位	取穴	方法
头部	太阳、百会、风府、风池穴	以百会穴为中心,刮拭整个头部,由上而下按前后左右的方向各刮 30~50 下,再重点刮拭各穴
耳部	耳背降压沟	刮耳背降压沟至皮肤潮红微热
颈部	风池、肩井、人迎穴	从风池刮至肩井,再重点刮拭各穴
下肢	风市、足三里、涌泉穴	刮左边三穴至出痧,点按刮拭涌泉至有酸胀感

3. 耳穴疗法　指以药物、磁粒、毫针、皮内针、艾灸、激光照射等器具,通过对耳廓穴位的刺激,达到防病治病目的。临床上给予中低危高血压患者耳穴贴压治疗可以保护靶器官,提高疗效,不良作用较少,配合降压药物可大大提高降压效率和降压幅度。

4. 中药足浴、药浴　中药足浴、药浴是指将治疗相应疾病的复方中草药水煎液,滤取药汁后与温水配制成温热的药液进行足部或全身洗浴,能够促进血管扩张,改善血液循环,调和气血,疏通经络,对 1 级高血压降压疗效显著,重度高血压患者慎用。

（三）生活方式干预

1. 生活起居调养　高血压患者起居调养基本要求如下:

（1）生活规律,按时作息,维护"生物钟"。

（2）保证睡眠质量。

（3）居住环境安静。

（4）适量运动。

（5）性生活有节制。

（6）宽容待人处事。

2. 营养药膳调养　遵循平衡膳食及食物多样化原则，每日进食适量，推荐低盐高钾膳食，适当增加钙镁摄入，戒烟戒酒，尽量减少摄入富含油脂和精制糖食物，限量食用烹调油。中医认为疾病有寒热之分，食物亦有寒热温凉之性。食物的性味必须与疾病的属性相适应，否则会起反作用而影响治疗。

3. 气功及传统运动调养　气功历史悠久，可强身健体。选择气功运动调养的过程中，应因人制宜，辨证练功。太极拳，是我国特有的一种武术健身项目，简单易学，动作缓和，呼吸自然，对于防治高血压有显著疗效，尤其适合高血压1、2级患者及高血压合并冠心病的患者。应当循序渐进持之以恒，适宜为度，有运动禁忌证者忌用。

第九节　高血压分级管理体系

一、高血压分级管理制度

（一）高血压分级管理的意义

面对我国高血压防控的严峻形势，实施高血压分级管理具有重要意义。高血压分级管理是指根据人群的健康状况、高血压患病严重程度，提供不同级别、不同内容的医疗卫生服务，其根本目的在于使健康人群、高血压易患人群、高血压患者能在适宜的医疗卫生机构获得及时、优质的服务，提高医疗服务整体效率。

（二）高血压分级管理机构及其职责

1. 综合性医院　综合医院以专科为主，主要负责高危、难治、急诊患者诊治等。内容包括：

（1）负责区域继发性高血压、难治性高血压的诊治及高血压急诊的救治；

（2）负责区域基层高血压防治队伍同质化培训；

（3）为基层医疗机构高血压防治提供技术支持，指导基层高血压防治管理、双向转诊、急诊患者的救治；

（4）保障高血压及相关并发症急诊绿色通道的畅通；

（5）向下转诊。

此外，综合医院也可在临床诊疗、健康体检、机会性筛查过程中，发现高血压易患人群，开展高血压及其并发症筛查等临床预防工作及健康教育工作。

综合性医院应按照健康保障信息化工程要求，建设规范的信息系统，建立与基层医疗卫生机构健康档案和电子病历对接和转诊机制，定期对基层医疗卫生机构医疗质量和医疗效果进行评估，开展技术指导和业务培训。

2. 基层医疗卫生机构　基层是高血压健康管理的"主战场"，重点是做好血压测量和监测、患者筛查、危险分层、随访规范管理。内容包括：

（1）健康教育：组织辖区群众开展高血压健康教育。

（2）血压监测：协助和指导辖区居民自主测量血压。

（3）筛查：通过门诊、义诊、巡诊、健康体检、家庭医生签约履约等多种形式，开展辖区高血压筛查。

（4）规范诊疗：进行疾病临床初步诊断，对新发现和既往确诊的在管高血压患者开展年度风险评估，按照高血压病诊疗指南和规范制定个体化、规范化的治疗方案。

（5）随访：参照血压控制情况规范提供随访服务。

（6）转诊：与上级医疗机构建立有效的转诊机制。识别符合转诊标准的患者以及危急症患者及时规范转至上级医院诊疗，对于由上级医疗机构下转的稳定期或恢复期患者，开展康复和随访等诊疗服务。

（7）建立居民健康档案和专病档案，做好信息报告工作。

3. 疾病预防控制机构　组织指导社区开展高血压早期筛查、高血压易患人群干预管理和高血压患者随访管理，开展人群高血压防控效果评估。组织开展高血压防治服务培训和技术指导。建立信息管理平台。

4. 健康管理机构　主要指为居民提供高血压等健康管理服务的机构，包括医院或疗养院开设的健康管理（体检）中心，独立经营的健康管理（体检）机构，依托城乡社区（乡镇）卫生服务中心和大型企事业单位卫生机构建立的健康管理站（室）等。健康管理机构通常需要获得政府卫生部门行政许可，独立经营的机构还需经工商管理部门登记注册。主要开展健康体检、高血压风险筛查与评估，生活方式干预、健康教育与咨询、随访管理等工作；对高血压患者采取综合干预手段，管理高血压危险因素,预防心血管疾病的发生,改善生活质量。

二、双向转诊制度

(一) 双向转诊的定义

基层卫生服务机构由于条件限制,将高危、疑难、急症高血压患者转到上一级医院治疗。上级医院对诊断明确、经治疗病情稳定、转入恢复期患者,确认适宜后重新转回基层卫生机构继续治疗和康复。

做好双向转诊关键是在合理规划区域卫生资源前提下,做好规范化管理。

(二) 双向转诊的实施

1. 基层高血压管理向上转诊流程

(1) 评估病情:主要包括起病急、症状重、怀疑继发性高血压及多种药物无法控制的难治性高血压患者,妊娠和哺乳期女性高血压患者等情况。根据不同情况、管理阶段和类别分别实施向上转诊(详见表6-9)。

表 6-9　基层高血压管理向上转诊的分类

初诊转诊	随访转诊	紧急转诊 (务必急救车转诊)
① 血压显著升高≥180/110mmHg,经短期处理仍无法控制; ② 怀疑新出现心脑肾并发症或其他严重临床情况; ③ 妊娠和哺乳期女性; ④ 发病年龄 <30 岁; ⑤ 伴蛋白尿或血尿; ⑥ 非利尿剂引起的低血钾; ⑦ 阵发性血压升高,伴头痛、心慌、多汗; ⑧ 双上肢收缩压差异 >20mmHg; ⑨ 因诊断需要到上级医院进一步检查	① 至少两种降压药物足量使用,血压仍未达标; ② 血压明显波动并难以控制; ③ 怀疑与降压药物相关且难以处理的不良反应; ④ 随访过程中发现严重临床疾患或心脑肾损害而难以处理	① 意识丧失或模糊; ② 压≥180/110mmHg 伴剧烈头痛、呕吐,或突发言语障碍和 / 或肢体瘫痪(怀疑急性脑卒中); ③ 血压显著升高伴持续性胸背部剧烈疼痛(怀疑夹层动脉瘤); ④ 血压升高伴下肢水肿、呼吸困难,或不能平卧(怀疑急性左心衰); ⑤ 胸闷、胸痛持续至少 10 分钟,伴大汗,心电图至少两个导联 ST 段抬高(怀疑 ST 段抬高型心肌梗死),应以最快速度转诊,考虑溶栓或行急诊冠脉介入治疗; ⑥ 其他影响生命体征的严重情况,如意识淡漠伴血压过低或测不出、心率过慢或过快,突发全身性严重过敏反应等

（2）办理转诊：对于以上非急诊转诊的患者，基层医疗机构也可以通过与上级医疗机构远程会诊讨论后确定是否转诊。确定转诊患者应该同时联系定点的上级医院，告知患者情况，开具转诊单。急诊转诊患者应该呼叫急救车，并带上相关病例资料，配合尽快转上级医疗机构。

（3）健康管理（体检）机构对高血压的转诊分类（表 6-10）

表 6-10　健康管理（体检）机构高血压管理的转诊分类

筛查现场转诊	初筛转诊	随访转诊
① 缩压≥180mmHg 和 / 或舒张压≥110mmHg； ② 高血压病史，突然头晕或晕厥或昏迷者； ③ 高血压病史或血压升高，伴心绞痛发作或心肌梗死	① 初次体检发现血压升高，≥140/90mmHg； ② 已诊断高血压，生活方式干预效果不佳，需药物治疗者； ③ 高血压病史，服用降压药物，血压控制不良，需调整药物治疗者； ④ 高血压病史，并发靶器官损害者； ⑤ 疑似继发性高血压者	① 降压治疗后，血压未达标或波动较大； ② 降压药物相关不良反应明显； ③ 新发与高血压相关临床症状（水肿、胸闷等）； ④ 随访、复查过程中发现严重临床疾患或心、脑、肾损害

2. 上级医疗机构的接诊　上级医疗机构接到基层转诊请求，应该根据转诊类别，做好接诊的准备，确定流程与路径，实施相关诊疗方案及短期的随访与管理。对于急诊转诊患者，应该立即根据情况，确定收治专科和专业，按照相关专业诊疗规范和路径进行诊断和救治。

3. 上级医疗机构向下转回基层　高血压患者经过医院救治，符合下列条件者，应该按照程序和路径转回基层：

（1）诊断明确、治疗方案确定、病情稳定的患者。

（2）转入恢复期的患者。

（3）后遗症期的患者。

经评估确认适宜，及时向下转回基层继续治疗和康复。

4. 转诊过程中患者信息及病历传递　加快推进医疗卫生信息化建设，逐步实现高血压患者电子健康档案和电子病历的连续记录以及在不同级别、不同类型医疗机构之间的信息共享，利用信息化手段提高高血压诊疗效率和患者就诊方便程度。如果信息化建设尚不完善的情况下，可以采用复印病历的方式，使患者健康信息和诊疗信息转诊到相应的机构。

三、高血压患者随访管理

(一) 随访准备患者建档

采集患者数据,更新年度档案,以及为新发患者建立专病档案。

评估分级:对管理高血压患者进行年度体检,包括血压、血脂、血糖、肾功能、心电图等。开展患者年度综合评估,其中包括:患者血压分级、靶器官损害、心血管疾病风险评估、伴随相关疾病等情况。高血压患者随诊记录表见附录 24。

(二) 基层分类随访管理

针对不同的管理对象进行分类随访管理,详见表 6-11。

表 6-11 高血压分类随访

	一般管理	重点管理	转诊患者随访
随访对象	血压控制达标、年度风险评估为低危的高血压患者	血压控制未达标、年度风险评估为中危及以上的高血压患者	转诊至上级医疗机构治疗的患者
随访频率	原则上每 3 个月 1 次,每年至少完成 4 次	原则上每 2~4 周随访 1 次,直至血压达标后,根据情况予以调整	2~4 周随访 1 次,未确诊或未达标者继续在上级医院治疗; 符合转回基层的患者,根据情况纳入基层一般管理或重点管理
随访内容	① 测量血压; ② 健康教育和健康生活方式指导; ③ 服药依从性和疗效; ④ 测量腰围、计算 BMI; ⑤ 随访情况录入患者健康档案	① 测量血压; ② 健康教育和健康生活方式指导; ③ 根据情况调整治疗方案; ④ 危险因素监测; ⑤ 发现靶器官损害与并存相关疾病和 / 或及时转诊; ⑥ 随访情况录入患者健康档案	① 通过面访或电话等方式,了解患者在上级医疗机构诊断、治疗及效果情况; ② 符合转回条件者,及时转回,根据情况纳入一般管理或重点管理

四、高血压患者自我管理

个人是践行健康的第一责任人。积极引导个人定期监测健康状况,做好血压检测。有条件的地区,建议在社区卫生服务中心、医疗机构候诊区、人群聚集的机场、高铁站、企业事业单位、大学及大专院校等放置无人值守血压测量仪器,增加居民的机会性血压测量。

1. 患者自我管理小组 提倡高血压患者自我管理,交流经验。在专业人员的指导下,认识高血压的危害,学会自测血压,学习如何调整饮食,戒烟限酒,适当运动,保持心情愉快等保健知识,增强防治高血压的主动性及降压药物治疗的依从性,提高与医生沟通的能力和紧急情况下寻求医疗帮助的能力,提高高血压的管理效果。

2. 家庭血压测量 家庭自我测量血压是血压自我管理的核心内容,建议有条件的患者使用经过国际标准认证合格的上臂式自动血压计自测血压。

本章要点

高血压治疗采取综合干预策略,包括全方位生活方式干预(营养指导、运动处方、心理干预等)和药物治疗,使血压达标,降低发生心、脑、肾及血管并发症和死亡的总危险。

● 生活方式干预 遵循均衡膳食、合理营养、适量运动、全面锻炼、戒烟戒酒、保持心理平衡的原则。每日食盐摄入量不超过 5g。

● 降压药物治疗 根据高血压患者的危险因素、亚临床靶器官损害以及合并临床疾病情况,进行个体化治疗。优先使用长效降压药物。

● 高血压分级管理 根据人群的健康状况、高血压患病严重程度,高血压分级管理提供不同级别、不同内容的医疗卫生服务。倡导高血压自我健康管理,定期监测血压。

附　　录

附录 1　血压日记

日期	测量时间	血压（mmHg）	心率（次/分）	备注（症状,药物）
月　日 星期一				
月　日 星期二				
月　日 星期三				
月　日 星期四				
月　日 星期五				
月　日 星期六				
月　日 星期日				

附录 2　一般健康成年人的运动方案推荐

有氧运动		
运动强度	中等强度 （达到 40%~60% 心率储备）	较大强度 （达到 60%~80% 心率储备）
运动频率	≥5 天 / 周	≥3 天 / 周
持续时间	30~60 分钟	20~60 分钟
运动方式	跑步、快走、游泳、骑自行车、舞蹈、球类活动等	
抗阻运动		
运动强度	40%~80%1-RM	
运动频率	≥3 天 / 周（同一组肌群训练间隔 48 小时以上）	
持续时间	2~3 组，每组重复 8~12 次，组间休息 2~3 分钟	
运动方式	可采取社区健身器械活动、举重、哑铃、弹力带、俯卧撑等	
柔韧性训练		
运动强度	拉伸到拉紧或稍微不适状态（出现微微酸痛感）	
运动频率	≥3 天 / 周（最好每天练习）	
持续时间	静力性拉伸，每次保持 10~30 秒，重复 2~4 次，至少 10 分钟 / 天	
运动方式	对所有肌肉、肌腱单元进行系列的牵伸，如瑜伽、太极拳等	

注：1. 有氧运动的运动强度可用运动目标心率估算：

目标心率 = 心率储备 × 期望强度 %+ 安静心率，其中心率储备 =220- 年龄 – 安静心率

2. 无氧运动的运动强度 1-RM：指在保持正确姿势且没有疲劳感的情况下，一个人一次能举起的最大重量。

附录3　状态 - 特质焦虑问卷

指导语:下面列出的是一些人们常常用来描述他们自己的陈述,请阅读每一个陈述,然后在右边适当的圈上打勾来表示你现在最恰当的感觉,也就是你此时此刻最恰当的感觉。没有对或错的回答,不要对任何一个陈述花太多的时间去考虑,但所给的回答应该是你现在最恰当的感觉。

	完全没有	有些	中等程度	非常明显
*1. 我感到心情平静	①	②	③	④
*2. 我感到安全	①	②	③	④
3. 我是紧张的	①	②	③	④
4. 我感到紧张束缚	①	②	③	④
*5. 我感到安逸	①	②	③	④
6. 我感到烦乱	①	②	③	④
7. 我现在正烦恼,感到这种烦恼超过了可能的不幸	①	②	③	④
*8. 我感到满意	①	②	③	④
9. 我感到害怕	①	②	③	④
*10. 我感到舒适	①	②	③	④
*11. 我有自信心	①	②	③	④
12. 我觉得神经过敏	①	②	③	④
13. 我极度紧张不安	①	②	③	④
14. 我优柔寡断	①	②	③	④
*15. 我是轻松的	①	②	③	④
*16. 我感到心满意足	①	②	③	④
17. 我是烦恼的	①	②	③	④
18. 我感到慌乱	①	②	③	④
*19. 我感觉镇定	①	②	③	④
*20. 我感到愉快	①	②	③	④

* 该项反序计分。

指导语:下面列出的是一些人们常常用来描述他们自己的陈述,请阅读每一个陈述,然后在右边适当的圈上打钩,来表示你经常的感觉。没有对或错的回答。不要对任何一个陈述花太多的时间去考虑,但所给的回答应该是你平常所感觉到的。

	几乎没有	有些	经常	几乎总是如此
*21. 我感到愉快	①	②	③	④
22. 我感到神经过敏和不安	①	②	③	④
*23. 我感到自我满足	①	②	③	④
*24. 我希望能像别人那样高兴	①	②	③	④
25. 我感到我像衰竭一样	①	②	③	④
*26. 我感到很宁静	①	②	③	④
*27. 我是平静的、冷静的和泰然自若的	①	②	③	④
28. 我感到困难——堆集起来,因此无法克服	①	②	③	④
29. 我过分忧虑一些事,实际这些事无关紧要	①	②	③	④
*30. 我是高兴的	①	②	③	④
31. 我的思想处于混乱状态	①	②	③	④
32. 我缺乏自信心	①	②	③	④
*33. 我感到安全	①	②	③	④
*34. 我容易做出决断	①	②	③	④
35. 我感到不合适	①	②	③	④
*36. 我是满足的	①	②	③	④
37. 一些不重要的思想总缠绕着我,并打扰我	①	②	③	④
38. 我产生的沮丧是如此强烈,以致我不能从思想中排除它们	①	②	③	④
*39. 我是一个镇定的人	①	②	③	④
40. 当我考虑我目前的事情和利益时,我就陷入紧张状态	①	②	③	④

* 该项反序计分。

评定方法:

由受试者自我评定来完成,受试者根据指导语逐题圈出答案,一般需要具有初中以上文化水平,可用于个人或集体测试。测试无时间限制,一般 10~20 分钟完成。

项目及评定标准:

STAI 含两个分量表:状态焦虑问卷(S-AI)和特质焦虑问卷(T-AI),各有 20 项。S-AI(1~20 题)中,半数为描述负性情绪的条目,半数为正性情绪条目,主要用于评定即刻的或最近某一特定时间或情景的恐惧、紧张、忧虑和神经质的体验或感受,可用来评价应激情况下的状态焦虑。

T-AI(21~40题)中,11项为描述负性情绪条目,9项为正性情绪条目,用于评定人们经常的情绪体验。

计分方法:STAI每项均为1~4级评分。S-AI的分级标准为:1-完全没有;2-有些;3-中等程度;4-非常明显。T-AI的分级标准为:1-几乎没有;2-有些;3-经常;4-几乎总是如此。凡正性情绪项目(1、2、5、8、10、11、15、16、19、20、21、23、24、26、27、30、33、34、36、39项,在计分单上标*号)均为反向计分,即按上述顺序依次评为4、3、2、1分。如此设计的目的是使问卷本身心理诱导作用降到最低限度,自动纠正自评者夸大或缩小其主观感觉的倾向。

评定标准:根据表格总分超过该值,可认为是异常。

	19~39 岁		40~49 岁		50~69 岁	
	男	女	男	女	男	女
状态(S-AI)1~20 题总分	56	57	55	58	52	47
特性(T-AI)21~40 题总分	53	55	51	53	50	43

附录 4　主要营养素推荐摄入量

营养素名称	每日推荐摄入量
蛋白质	体重正常者:占总能量的 12%~15% 超重、肥胖者:占总能量的 15%~20%
脂肪	不多于膳食总能量的 30%
饱和脂肪酸	不多于膳食总能量的 7%
单不饱和脂肪酸	多于膳食总能量的 10%
n-6 多不饱和脂肪酸	占膳食总能量的 2.5%~9.0%
n-3 多不饱和脂肪酸	占膳食总能量的 0.5%~2.0%
反式脂肪酸	少于膳食总能量的 1%
碳水化合物	占膳食总能量的 50%~65%
膳食纤维	每摄入 1 000kcal 热量需 14g
钠	少于 2 000mg(相当于 5g 食盐)
钾	2 000~3 600mg(合并肾病患者视情况调整)
钙	800~1 000mg
镁	330~700mg
维生素 C	100~200mg
维生素 D	10~15μg
烟酸	10~20mg

附录5　常见富含钠的食物（单位:/100g 食物）

食物名称	钠 /mg	对应盐含量 /g	食物名称	钠 /mg	对应盐含量 /g
鸡精	18 864	47.9	扒鸡	1 001	2.5
味精	8 160	20.7	九制梅肉	958	2.4
辣椒酱	8 028	20.4	鱼丸	854	2.2
老抽	6 910	17.5	开心果(熟)	756	1.9
生抽	6 385	16.2	沙拉酱	734	1.9
豆瓣酱	6 012	15.3	龙须面	711	1.8
酱油	5 757	14.6	饼干(咸)	697	1.8
虾米	4 892	12.4	豆腐干	690	1.7
榨菜	4 253	10.8	热狗(原味)	684	1.7
腐乳(红)	3 091	7.8	葵花子(熟)	635	1.6
咸鸭蛋	2 706	6.9	山楂脯	619	1.6
甘草杏	2 574	6.5	油条	585	1.5
鱼干片	2 321	5.9	奶酪	585	1.5
甜面酱	2 097	5.3	蚕豆(炸)	548	1.4
奶油五香豆	1 577	4.0	春卷(素馅)	536	1.4
盐水鸭(熟)	1 557	4.0	比萨饼(夹奶酪)	533	1.3
草鱼(熏)	1 292	3.3	午餐肉	529	1.3
蟹足棒	1 242	3.2	三明治 (夹火腿、干酪)	528	1.3
方便面	1 144	2.9	咸面包	526	1.3
番茄沙司	1 047	2.7	薯片	509	1.3

注:资料来源:中国食物成分表 2009,中国食物成分表 2004

附录6　常见高饱和脂肪食物(单位:/100g 食物)

食物名称	脂肪含量 /g	饱和脂肪酸 /g	食物名称	脂肪含量 /g	饱和脂肪酸 /g
黄油	98.0	52.0	鸭	19.7	5.6
奶油	97.0	42.8	酱鸭	18.4	5.9
猪肉(肥)	88.6	10.8	烧鸡	16.7	4.6
腊肠	48.3	18.4	鸡胸脯肉	5.0	1.6
香肠	40.7	14.8	扒鸡	11.0	3.3
北京烤鸭	38.4	12.7	鹅	19.9	5.5
猪肉(软五花)	35.3	12.0	酱牛肉	11.9	5.5
猪大肠	18.7	7.7	牛舌	13.3	5.7
猪肉(后臀尖)	30.8	10.8	羊肉(肥瘦)	14.1	6.2
猪肉(后肘)	28.0	9.4	羊肉串(烤)	10.3	4.0
叉烧肉	16.9	5.1	鸭蛋	13.0	3.8
午餐肉	15.9	5.0	鸭蛋黄	33.8	7.8
金华火腿	28.0	8.2	鸡蛋(红皮)	11.1	3.3
火腿	27.4	9.2	鸡蛋黄	28.2	6.3
全脂牛奶粉	21.2	11.7	鹌鹑蛋	11.1	4.1

注:资料来源:中国食物成分表2009,中国食物成分表2004

附录 7　常见高胆固醇食物（单位：/100g 食物）

食物名称	胆固醇 /mg	食物名称	胆固醇 /mg
鸡蛋黄粉	2 850	牛肉松	169
猪脑	2 571	猪肚	165
鸭蛋黄	1 576	奶油蛋糕	161
鸡蛋黄	1 510	沙丁鱼	158
鸡蛋（全）	585	猪心	151
鹌鹑蛋	515	羊大肠	150
鱿鱼干	871	猪小排	146
虾皮	428	扇贝（鲜）	140
猪肾	354	猪大肠	137
羊肝	349	腊肉（生）	123
牛肝	297	火腿	120
黄油	296	牛肉干	120
猪肝	288	驴肉（酱）	116
明虾	273	猪肉松	111
河蟹	267	羊肉串（烤）	110
奶油	209	猪肉（肥）	109
炸鸡	198	猪肉（肋条肉）	109
基围虾	181	羊肉（里脊）	107

注：资料来源：中国食物成分表 2009，中国食物成分表 2004

附录8　常见富含钾的食物（单位:/100g 食物）

食物名称	钾 /mg	食物名称	钾 /mg
口蘑	3 106	葡萄干	995
甲级龙井	2 812	番茄酱	985
榛蘑	2 493	扇贝	969
红茶	1 934	芥菜干	883
黄豆粉	1 890	麦麸	862
紫菜(干)	1 796	赤小豆	860
海苔	1 774	猪肝	855
绿茶	1 661	绿豆	787
银耳	1 588	杏干	783
桂圆	1 348	火鸡腿	708
墨鱼(干)	1 261	金针菜(黄花菜)	610
榛子(干)	1 244	花生仁(生)	587
蘑菇(干)	1 225	麦片	576
芸豆(红)	1 215	枣(干)	524
冬菇(干)	1 155	牛肉干	510
鱿鱼	1 131	红心萝卜	385
马铃薯粉	1 075	芋头(芋艿)	378
扁豆(白)	1 070	香蕉(甘蕉)	208

注:资料来源:中国食物成分表 2009,中国食物成分表 2004

附录 9　肥胖伴血脂异常者每日膳食设计举例

男性,58 岁,身高 170cm,体重 81.0kg,嗜好烟酒,有高血压家族史,轻体力劳动,中度脂肪肝,血压 130/84mmHg,伴血脂异常:总胆固醇 6.30mmol/L,甘油三酯 2.41mmol/L、低密度脂蛋白胆固醇 4.23mmol/L。

(一) 个体评估

1. BMI

体重(kg)÷ 身高(m)^2=28.0,为肥胖。

2. 标准体重

身高(cm)–105= 标准体重(kg),

该男性的标准体重为:170–105=65kg。

3. 计算每日膳食总热量

标准体重(kg)× 每日应摄入能量标准

该男性为高血压前期、伴血脂异常和肥胖,轻体力劳动,按照每日 25kcal/kg,计算全天所需热量:65kg×25kcal/kg=1 625kcal。

(二) 每日食谱设计

(1)降低每日的总摄入热量,控制饱和脂肪摄入,建议低胆固醇饮食,增加膳食纤维。

(2)严格控制盐摄入量,每日≤5.0g。

(3)戒烟限酒。

肥胖伴血脂异常者每日膳食设计举例 /1 630kcal		
餐次	食物名称	食物重量
早餐	八宝粥	谷类杂粮 30g　杂豆类 30g
	百合拌菠菜	菠菜 150g　鲜百合 30g　亚麻油 3g
	牛奶蒸蛋羹	蛋清 100g　脱脂牛奶 200g
	蒸山药	铁棍山药 50g
午餐	黑米饭	黑米 40g　大米 20g
	白灼芥蓝	芥蓝 150g　植物烹调油 5g

续表

肥胖伴血脂异常者每日膳食设计举例 /1 630kcal		
餐次	食物名称	食物重量
午餐	炒五彩鱼米	鲈鱼肉 80g　鲜玉米粒 120g 鲜豌豆 10g　胡萝卜 20g 鲜香菇 50g　植物烹调油 5g
	西红柿蛋花汤	西红柿 50g　鸡蛋 30g(半个) 香菜 3g　植物烹调油 2g
加餐	草莓　酸奶	草莓 150g　无糖酸奶 130g
晚餐	全麦馒头	全麦馒头 50g
	小米粥	小米 25g
	南瓜焖芋头	南瓜 70g　荔浦芋头 100g 香葱 5g　植物烹调油 5g
	素拌莴笋丝	莴笋 100g　亚麻油 3g

注:本食谱仅为血脂异常者的营养改善食谱示例,患者参照时可根据本地食物资源选取同类食物进行等量替换(多数患者无法自行营养分析和计算,建议等量替换)

附录 10　高血压易患人群的运动干预推荐方案

有氧运动		
运动强度	中等强度 （达到 40%~60% 心率储备）	较大强度 （达到 60%~80% 心率储备）
运动频率	每周至少 5 天	每周 3~5 天
持续时间	可采取短时间、多次累积的方式，累计 30~60 分钟	可采取短时间、多次累积的方式，累计 20~60 分钟
运动方式	快走、走跑结合、骑自行车、广场舞、球类运动等	跑步、跳绳、游泳、健身操、球类比赛等
抗阻运动		
运动强度	①久坐者和老年人以极低到低强度为起始，如 20%~30%1-RM ②没有运动基础的人，以 30%~40%1-RM 为起始强度 ③有运动基础的人，以 40%~50% 为起始强度	
运动频率	每周 2~3 天（同一组肌群训练间隔至少 48 小时）	
持续时间	2~3 组，每组重复 8~12 次，组间休息 2~3 分钟	
运动方式	如举重、哑铃、器械、弹力带、俯卧撑、平板支撑等	
柔韧性锻炼		
运动强度	拉伸到拉紧或稍微不适状态（出现微微酸痛感）	
运动频率	每周至少 2 天，最好每天练习	
持续时间	静力性拉伸，每次保持 10~30 秒，重复 2~4 次，每天至少 10 分钟	
运动方式	对所有肌肉、肌腱单元进行系列的牵伸，如瑜伽、太极拳等	

注：1. 有氧运动的运动强度可用运动目标心率估算：

目标心率 = 心率储备 × 期望强度 %+ 安静心率，其中心率储备 = 220 − 年龄 − 安静心率

2. 无氧运动的运动强度 1-RM：指在保持正确姿势且没有疲劳感的情况下，一个人一次能举起的最大重量。

附录11　抑郁自评量表（SDS）

填表注意事项：共20条文字，四级评分：1=没有或偶尔；2=有时；3=时常；4=总是如此。根据您最近一星期的实际情况，在分数栏1~4分适当的分数下划"√"

		1	2	3	4
1.	我觉得闷闷不乐,情绪低沉(忧郁)	1	2	3	4
*2.	我觉得一天之中早晨最好(晨重夜轻)	4	3	2	1
3.	我一阵阵地哭出来或是想哭(易哭)	1	2	3	4
4.	我晚上睡眠不好(睡眠障碍)	1	2	3	4
*5.	我吃的和平时一样多(食欲减退)	4	3	2	1
*6.	我与异性接触时和以往一样感到愉快(性兴趣减退)	4	3	2	1
7.	我发觉我的体重在下降(体重减轻)	1	2	3	4
8.	我有便秘的苦恼(便秘)	1	2	3	4
9.	我心跳比平时快(心悸)	1	2	3	4
10.	我无缘无故感到疲乏(易倦)	1	2	3	4
*11.	我的头脑和平时一样清楚(思考困难)	4	3	2	1
*12.	我觉得经常做的事情并没有困难(能力减退)	4	3	2	1
13.	我觉得不安而平静不下来(不安)	1	2	3	4
*14.	我对将来抱有希望(绝望)	4	3	2	1
15.	我比平常容易激动(易激惹)	1	2	3	4
*16.	我觉得做出决定是容易的(决断困难)	4	3	2	1
*17.	我觉得自己是个有用的人,有人需要我(无用感)	4	3	2	1
*18.	我的生活过得很有意思(生活空虚感)	4	3	2	1
19.	我认为如果我死了别人会生活的更好些(无价值感)	1	2	3	4
*20.	平常感兴趣的事我仍然照样感兴趣(兴趣丧失)	4	3	2	1

标*题目为反向评分题。评定结束后,把20个项目中的各项分数相加得总粗分;总粗分×1.25后取整数部分即为标准分;标准分的划界值50分;50~59分:轻度抑郁;60~69分:中度抑郁;69分以上:重度抑郁。

附录12　焦虑自评量表(SAS)

填表注意事项:共 20 条文字,四级评分:1= 没有或偶尔;2= 有时;3= 经常;4= 总是如此。根据您**最近一星期**的实际情况,在分数栏 1~4 分适当的分数下划"√"。

1.	我觉得比平时容易紧张和着急(焦虑)	1	2	3	4
2.	我无缘无故地感到害怕(害怕)	1	2	3	4
3.	我容易心里烦乱或觉得惊恐(惊恐)	1	2	3	4
4.	我觉得我可能将要发疯(发疯感)	1	2	3	4
*5.	我觉得一切都很好,也不会发生什么不幸(不幸预感)	4	3	2	1
6.	我手脚发抖打颤(手足颤抖)	1	2	3	4
7.	我因为头痛、颈痛和背痛而苦恼(躯体疼痛)	1	2	3	4
8.	我感觉容易衰弱和疲乏(乏力)	1	2	3	4
*9.	我觉得心平气和,并且容易安静坐着(静坐不能)	4	3	2	1
10.	我觉得心跳得快(心悸)	1	2	3	4
11.	我因为一阵阵头晕而苦恼(头昏)	1	2	3	4
12.	我有过晕倒发作,或觉得要晕倒似的(晕厥感)	1	2	3	4
*13.	我呼气吸气都感到很容易(呼吸困难)	4	3	2	1
14.	我手脚麻木和刺痛(手足刺痛)	1	2	3	4
15.	我因胃痛和消化不良而苦恼(胃痛或消化不良)	1	2	3	4
16.	我常常要小便(尿意频数)	1	2	3	4
*17.	我的手常常是干燥温暖的(多汗)	4	3	2	1
18.	我脸红发热(面部潮红)	1	2	3	4
*19.	我容易入睡并且一夜睡得很好(睡眠障碍)	4	3	2	1
20.	我做噩梦(噩梦)	1	2	3	4

标 * 题目为反向评分题。评定结束后,把 20 个项目中的各项分数相加得总粗分;总粗分 ×1.25 后取整数部分即为标准分;标准分的划界值 50 分;50~59 分:轻度焦虑;60~69 分:中度焦虑;69 分以上:重度焦虑

附录 13　Fagerström 烟草依赖（尼古丁依赖）评估量表

评估内容	0 分	1 分	2 分	3 分
您早晨醒来后多长时间吸第一支烟?	>60 分钟	31~60 分钟	6~30 分钟	≤5分钟
您是否在许多禁烟场所很难控制吸烟?	否	是		
您认为哪一支烟您最不愿意放弃?	其他时间	早晨第一支		
您每天抽多少支卷烟?	≤10 支	11~20 支	21~30 支	>30 支
您早晨醒来后第 1 个小时是否比其他时间吸烟多?	否	是		
您卧病在床时仍旧吸烟吗?	否	是		

附录 14　高血压合并缺血性脑卒中患者的每日膳食设计举例

患者,男性,73 岁,身高 168cm,体重 65kg,嗜好烟酒,高血压合并高胆固醇血症、缺血性脑卒中稳定期,能下床活动,无呛咳,血压 160/110mmHg、总胆固醇 6.8mmol/L、低密度脂蛋白胆固醇 3.1mmol/L。

(一) 个体评估

稳定期脑卒中患者的每日能量供给量可与正常人相同,超重和肥胖者应减少能量供给。

1. BMI

体重(kg)÷身高(m)²=23.04kg/m²,为正常体重。

2. 标准体重

身高(cm)-105= 标准体重(kg),该患者标准体重为:168-105=63kg。

3. 每日膳食总能量

标准体重 × 每日应摄入能量标准。

轻体力劳动,按照每日 30kcal/kg,该患者全天所需热量:63kg×30kcal/kg=1 890kcal

(二) 每日食谱设计

高血压合并脑卒中稳定期患者食谱 /1 900kcal		
餐次	名称	食物重量
早餐	全麦馒头	全麦馒头 70g
	常温水果	柑橘 50g　猕猴桃 50g
	蔬菜沙拉	西红柿 50g　生菜 50g　紫甘蓝 25g　黄瓜 30g　亚麻油 3g
	牛奶蒸蛋羹	脱脂牛奶 100g　鸡蛋清 50g(每周 2~3 个全蛋)
加餐	牛奶燕麦片	燕麦片 30g　脱脂牛奶 100g
午餐	紫米饭	紫米 55g　大米 20g
	鸡肉草菇烩豆腐	鸡肉 20g　豆腐 50g　草菇 20g　油菜 50g　植物烹调油 5g
	青椒炒虾仁	虾仁 80g　胡萝卜 10g　青椒 50g　植物烹调油 5g
	百合银耳莲子羹	干银耳 10g　干莲子 5g　红枣 10g　鲜百合 20g

续表

餐次	名称	食物重量
高血压合并脑卒中稳定期患者食谱 /1 900kcal		
加餐	酸奶坚果仁	无糖酸奶 130g　核桃仁 5g
	常温水果	草莓 50g　芒果 50g
晚餐	香菇西葫芦软饼	全麦面粉 50g　香菇 30g　西葫芦 70g　植物烹调油 5g
	肉片土豆炖豆角	瘦肉片 30g　豆角 50g　土豆 50g　植物烹调油 5g
	麻酱手撕茄子	茄子 100g　麻酱 5g　香菜 5g
加餐	山药小米粥	小米 30g　山药 50g

注:本食谱仅为高血压合并脑卒中稳定期患者的食谱示例,患者参照时可根据本地食物资源选取同类食物进行简单的等量替换

附录15　高血压合并慢性肾病患者的每日膳食设计举例

患者,男性,70岁,身高170cm,体重62kg,高血压合并慢性肾病3期,无下肢浮肿,轻体力劳动,既往高血压病史10年,血压180/110mmHg,无糖尿病及心脏病史。

(一) 个体评估

1. BMI

体重(kg)÷身高(m)²=21.5kg/m²,为体重正常。

2. 标准体重

身高(cm)-105=标准体重(kg),该患者标准体重为:170-105=65kg。

3. 每日膳食总能量

标准体重 × 每日应摄入能量标准。

轻体力劳动,按照每日30kcal/kg,该患者全天所需热量:65kg×30kcal/kg=1 950kcal

(二) 每日食谱设计

餐次	名称	食物重量		
		高血压合并慢性肾脏病患者低蛋白食谱 (单位:0.6g/kg)1 950kcal		
早餐	牛奶藕粉羹	脱脂奶 250g　藕粉 30g		
	蒸红薯	红薯 100g		
	粉皮拌西葫芦丝	粉皮 50g　西葫芦 120g　亚麻油 5g		
	葱花鸡蛋蒸软饼	麦淀粉 50g　葱花 10g　鸡蛋 20g　植物烹调油 5g		
加餐	水果	雪梨 100g　草莓 50g		
午餐	肉末粉丝炖白菜	小白菜 100g　瘦肉 15g　粉丝 30g　植物烹调油 10g		
	香菇油菜炒米粉	米粉(干)50g　油菜 100g　鲜香菇 20g　植物烹调油 8g		
	水果	桑葚 50g　芦柑 100g		
加餐	椰汁西米露	椰汁 200g　小西米(纯淀粉制品)30g		

续表

高血压合并慢性肾脏病患者低蛋白食谱(单位:0.6g/kg)1 950kcal		
餐次	名称	食物重量
晚餐	南瓜米饭	大米 50g　南瓜 100g
	稀豆浆	稀豆浆 100g
	蒜蓉炒圆白菜	圆白菜 100g　大蒜 5g　植物烹调油 5g
	清蒸黄鱼	黄鱼(净肉)50g　植物烹调油 5g

注:①本食谱提供能量 1 950kcal,蛋白质摄入 39.7g,相当于每千克体重 0.6g 蛋白质。②本食谱仅为高血压合并肾脏病食谱示例,因肾病分期不同,蛋白质摄入差异较大,建议肾病患者膳食由临床营养师指导,并可根据本地食物资源选取同类食物进行简单的等量替换

附录16　高血压合并糖尿病患者的每日膳食设计举例

患者,男性,75岁,身高165cm,体重45kg,消瘦,卧床,Ⅱ型糖尿病,空腹血糖10.0mmol/L,血压160/115mmHg。

(一)个体评估

1. BMI

体重(kg)÷身高(m)^2=16.5kg/m^2,为体重过低。

2. 标准体重

身高(cm)−105=标准体重(kg),该患者标准体重为:165−105=60kg,而患者实际体重为45kg,低于标准体重15kg。

3. 每日膳食总能量

标准体重 × 每日应摄入能量标准。

糖尿病患者每日每公斤标准体重所需热量表(单位:kcal/kg标准体重)				
体重	卧床	轻体力活动 (基本坐姿工作)	中体力活动 (基本直立工作)	重体力活动 (负重体力工作)
消瘦	20~25	35	40	40~45
正常	15~20	30	35	40
肥胖	15	20~25	30	35

根据卧床、消瘦型糖尿病患者的每日应摄入能量标准,按照25kcal/kg,该患者全天所需热量:60kg×25kcal/kg=1 500kcal。

(二)每日食谱设计

高血压合并糖尿病患者的营养改善食谱/1 500kcal		
餐次	食物名称	食物重量
早餐	牛奶燕麦片	牛奶200g　燕麦片25g
	素拌西葫芦丝	西葫芦150g　亚麻油3g
	蒸山药	铁棍山药50g
加餐	蒸蛋羹	鸡蛋50g　清水75g　香葱2g
午餐	红豆米饭	红豆25g　大米50g
	鲜蘑炒油菜	鲜蘑50g　油菜100g　植物烹调油4g
	清蒸鲈鱼	鲈鱼80g　葱姜丝、香菜段各5g　植物烹调油5g

高血压合并糖尿病患者的营养改善食谱 / 1 500kcal		
餐次	食物名称	食物重量
午餐	冬笋海带汤	海带 50g　冬笋 50g　萝卜 20g 香葱 3g　植物烹调油 2g
加餐	桃仁水果酸奶	核桃仁 8g　草莓 75g　猕猴桃 50g 无糖酸奶 110g
晚餐	烧饼	烧饼 85g
	肉末香菇豆腐汤	肉末 25g　南豆腐 75g　香菇 20g 香葱 5g　植物烹调油 4g
	清炒鸡毛菜	鸡毛菜 130g　植物烹调油 4g

注:本食谱仅为高血压合并糖尿病患者的营养改善食谱示例,可根据本地食物资源选取同类食物进行简单的等量替换

附录 17　高血压合并痛风患者的每日膳食设计举例

患者,男性,53 岁,身高 175cm,体重 89kg,办公室工作,嗜好烟酒,喜食动物内脏,血压 150/110mmHg,血尿酸 580μmol/L。

(一)个体评估

1. BMI

体重(kg)÷身高(m)^2=29.0kg/m^2,为肥胖。

2. 标准体重

身高(cm)-105= 标准体重(kg),该患者标准体重为:175-105=70kg。

3. 每日膳食总能量

标准体重 × 每日应摄入能量标准。

该患者为高血压合并痛风,肥胖,轻体力劳动。按照每日 25kcal/kg,计算全天所需热量:70kg×25kcal/kg=1 750kcal

(二)每日食谱设计

高血压合并痛风患者食谱 /1 750kcal		
餐次	食物名称	食物重量
早餐	牛奶	牛奶 250g
	鸡蛋	鸡蛋 60g
	红薯馒头	富强粉 50g　熟红薯 30g
	椒油炝拌白菜心	白菜心 150g　花椒油 3g
	水果	雪梨 100g
午餐	二米饭	粳米 50g　小米 30g
	胡萝卜炒土豆丝	马铃薯 150g　胡萝卜 20g　植物烹调油 5g
	时蔬鸭血汤	鸭血 50g　西红柿 50g 小白菜 50g　植物烹调油 2g
	水果	火龙果 100g
加餐	酸奶	酸奶 150g

续表

高血压合并痛风患者食谱 /1 750kcal		
餐次	食物名称	食物重量
晚餐	发面烙饼	富强粉 75g　植物烹调油 2g
	大米粥	粳米 30g
	白灼芥蓝	芥蓝 150g　植物烹调油 5g
	肉片炒芹菜	芹菜 150g　瘦肉 30g　植物烹调油 5g

注:本食谱仅为高血压合并痛风患者的食谱示例,患者须尽量少用或不用高嘌呤食物,也可根据本地食物资源,对食谱中的食物进行简单的等量替换

附录 18　高血压患者的运动干预推荐方案

有氧运动	
运动频率	每周 7 天都可运动,至少每周 3~4 次
运动强度	中等强度(达到 40%~60% 心率储备)
持续时间	可选择一次持续 30~60 分钟的运动时间; 或者可采取短时间多次累积的方式,每次至少 10 分钟,累计 30~60 分钟
运动方式	快走、走跑结合(慢跑部分 <10 分钟)、骑自行车、广场舞、球类运动等
抗阻运动	
运动频率	每周 2~3 天(同一组肌群间歇时间至少 48 小时)
运动强度	60%~80%1-RM
持续时间	至少一组,每组重复 8~12 次
运动方式	举重、哑铃、器械、俯卧撑、平板支撑等
柔韧性训练	
运动强度	拉伸到拉紧或稍微不适状态(出现微微酸痛感)
运动频率	每周至少 2 次,最好每天练习
持续时间	静力性拉伸,每次保持 10~30 秒,重复 2~4 次,每天累计至少 10 分钟
运动方式	对所有肌肉、肌腱单元进行系列的牵伸,如太极拳

注:1. 有氧运动的运动强度可用运动目标心率估算:

目标心率 = 心率储备 × 期望强度 %+ 安静心率,其中心率储备 =220 − 年龄 − 安静心率

2. 无氧运动的运动强度 1-RM:指在保持正确姿势且没有疲劳感的情况下,一个人一次能举起的最大重量

附录 19　高血压合并冠心病或者冠状动脉支架手术后患者的运动干预推荐方案

	有氧运动
运动频率	① 每周至少 3~5 次 ② 运动耐力较差的患者,可规定每日进行多次短时间运动(每次 1~10 分钟)
运动强度	① 中等强度(达到 40%~60% 心率储备) ② 已确定心脏缺血阈值的患者,运动处方强度应低于缺血阈值心率值 10 次 / 分 ③ 在运动测试后或在康复过程中 β- 受体阻滞剂的服用剂量发生改变时,建议重新进行运动测试,调整运动强度
运动时间	① 每次 20~60 分钟 ② 首次运动后,逐次增加 1~5 分钟,直到运动时间累计达到最大推荐量 60 分钟
运动形式	快走、走跑结合(慢跑部分 <10 分钟)、骑自行车,有条件时可使用上肢功率车、下肢功率车、划船机、跑步机
	抗阻运动
运动频率	每周 2~3 次(同一组肌群间歇时间至少 48 小时)
运动强度	上肢 30%~40%1-RM,下肢 50%~60%1-RM
运动时间	每组 8~12 个,共 3 组,组间休息 2~3 分钟
运动形式	举重、哑铃、器械、俯卧撑、平板支撑等

注:1. 有氧运动的运动强度可用运动目标心率估算:

目标心率 = 心率储备 × 期望强度 %+ 安静心率,其中心率储备=220 − 年龄 − 安静心率

2. 无氧运动的运动强度 1-RM:指在保持正确姿势且没有疲劳感的情况下,一个人一次能举起的最大重量。

附录 20　常用的各种降压药

1. 常用的降压药			
口服降压药物	每天剂量(mg) (起始剂量 ~ 足量)	每天服药次数	主要不良反应
二氢吡啶类 CCB			踝部水肿,头痛,潮红
硝苯地平	10~30mg	2~3 次	
硝苯地平缓释片	10~80mg	2 次	
硝苯地平控释片	30~60mg	1 次	
氨氯地平	2.5~10mg	1 次	
左旋氨氯地平	2.5~5mg	1 次	
非洛地平	2.5~10mg	2 次	
非洛地平缓释片	2.5~10mg	1 次	
拉西地平	4~8mg	1 次	
尼卡地平	40~80mg	2 次	
尼群地平	20~60mg	2~3 次	
贝尼地平	4~8mg	1 次	
乐卡地平	10~20mg	1 次	
马尼地平	5~20mg	1 次	
西尼地平	5~10mg	1 次	
巴尼地平	10~15mg	1 次	
非二氢吡啶类 CCB			房室传导阻滞,心功能抑制
维拉帕米	80~480mg	2~3 次	
维拉帕米缓释片	120~480mg	1~2 次	
地尔硫草胶囊	90~360mg	1~2 次	
噻嗪类利尿剂			血钾降低,血钠降低,血尿酸升高
氢氯噻嗪	6.25~25mg	1 次	
氯噻酮	12.5~25mg	1 次	
吲达帕胺	0.625~2.5mg	1 次	
吲达帕胺缓释片	1.5mg	1 次	

口服降压药物	每天剂量（mg）（起始剂量~足量）	每天服药次数	主要不良反应
襻利尿剂			血钾减低
呋塞米	20~80mg	1~2 次	
托拉塞米	5~10mg	1 次	
保钾利尿剂			血钾增高
阿米洛利	5~10mg	1~2 次	
氨苯蝶啶	25~100mg	1~2 次	
醛固酮受体拮抗剂			血钾增高,男性乳房发育,血钾增高
螺内酯	20~60mg	1~3 次	
依普利酮	50~100mg	1~2 次	
β- 受体阻滞剂			支气管痉挛,心功能抑制
比索洛尔	2.5~10mg	1 次	
美托洛尔平片	50~100mg	2 次	
美托洛尔缓释片	47.5~190mg	1 次	
阿替洛尔	12.5~50mg	1~2 次	
普萘洛尔	20~90mg	2~3 次	
倍他洛尔	5~20mg	1 次	
α/β- 受体阻滞剂			体位性低血压,支气管痉挛
拉贝洛尔	200~600mg	2 次	
卡维地洛	12.5~50mg	2 次	
阿罗洛尔	10~20mg	1~2 次	
ACEI			咳嗽,血钾升高,血管神经性水肿
卡托普利	25~300mg	2~3 次	
依那普利	2.5~40mg	2 次	
贝那普利	5~40mg	1~2 次	
赖诺普利	2.5~40mg	1 次	
雷米普利	1.25~20mg	1 次	
福辛普利	10~40mg	1 次	
西拉普利	1.25~5mg	1 次	
培哚普利	4~8mg	1 次	
咪哒普利	2.5~10mg	1 次	
ARB			血钾升高,血管性神经水肿(罕见)
氯沙坦	25~100mg	1 次	

续表

口服降压药物	每天剂量（mg） （起始剂量～足量）	每天服药次数	主要不良反应
缬沙坦	80~160mg	1 次	
厄贝沙坦	150~300mg	1 次	
替米沙坦	20~80mg	1 次	
坎地沙坦	4~32mg	1 次	
奥美沙坦	20~40mg	1 次	
阿利沙坦酯	240mg	1 次	
α- 受体阻滞剂			体位性低血压
多沙唑嗪	1~16mg	1 次	
哌唑嗪	1~10mg	2~3 次	
特拉唑嗪	1~20mg	1~2 次	
中枢作用药物			
利血平	0.05~0.25mg	1 次	鼻充血,抑郁,心动过缓,消化性溃疡
可乐定	0.1~0.8mg	2~3 次	低血压,口干,嗜睡
可乐定贴片	0.25mg	1 次 / 周	皮肤过敏
甲基多巴	250~1 000mg	2~3 次	肝功能损害,免疫失调

注:ACEI:血管紧张素转换酶抑制剂;ARB:血管紧张素Ⅱ受体拮抗体;

2. 复方制剂种类			
主要组分与每片剂量	每天服药片数	每天服药次数	主要不良反应
氯沙坦钾 / 氢氯噻嗪			
（氯沙坦钾 50mg/ 氢氯噻嗪 12.5mg）	1 片	1 次	偶见血管神经性水肿,血钾异常
（氯沙坦钾 100mg/ 氢氯噻嗪 12.5mg）	1 片	1 次	
缬沙坦 / 氢氯噻嗪 （缬沙坦 80mg/ 氢氯噻嗪 12.5mg）	1~2 片	1 次	偶见血管神经性水肿,血钾异常
厄贝沙坦 / 氢氯噻嗪 （厄贝沙坦 150mg/ 氢氯噻嗪 12.5mg）	1 片	1 次	偶见血管神经性水肿,血钾异常
替米沙坦 / 氢氯噻嗪			
（替米沙坦 40mg/ 氢氯噻嗪 12.5mg）	1 片	1 次	偶见血管神经性水肿,血钾异常
（替米沙坦 80mg/ 氢氯噻嗪 12.5mg）	1 片	1 次	

续表

主要组分与每片剂量	每天服药片数	每天服药次数	主要不良反应
奥美沙坦 / 氢氯噻嗪 （奥美沙坦 20mg/ 氢氯噻嗪 12.5mg）	1 片	1 次	偶见血管神经性水肿,血钾异常
赖诺普利 / 氢氯噻嗪片 （赖诺普利 10mg/ 氢氯噻嗪 12.5mg）	1 片	1 次	咳嗽,偶见血管神经性水肿,血钾异常
复方依那普利片 （依那普利 5mg/ 氢氯噻嗪 12.5mg）	1 片	1 次	咳嗽,偶见血管神经性水肿,血钾异常
贝那普利 / 氢氯噻嗪 （贝那普利 10mg/ 氢氯噻嗪 12.5mg）	1 片	1 次	咳嗽,偶见血管神经性水肿,血钾异常
培哚普利 / 吲达帕胺 （培哚普利 4mg/ 吲达帕胺 1.25mg）	1 片	1 次	咳嗽,偶见血管神经性水肿,血钾异常
培哚普利 / 氨氯地平 （精氨酸培哚普利 10mg/ 苯磺酸氨氯地平 5mg）	1 片	1 次	头晕,头痛,咳嗽
氨氯地平 / 缬沙坦 （氨氯地平 5mg/ 缬沙坦 80mg）	1 片	1 次	头痛,踝部水肿,偶见血管神经性水肿
氨氯地平 / 替米沙坦 （氨氯地平 5mg/ 替米沙坦 80mg）	1 片	1 次	头痛,踝部水肿,偶见血管神经性水肿
氨氯地平 / 贝那普利 （氨氯地平 5mg/ 贝那普利 10mg）	1 片	1 次	头痛,踝部水肿,偶见血管神经性水肿
（氨氯地平 2.5mg/ 贝那普利 10mg）	1 片	1 次	头痛,踝部水肿,偶见血管神经性水肿
复方阿米洛利 （阿米洛利 2.5mg/ 氢氯噻嗪 25mg）	1 片	1 次	血钾异常,血尿酸升高
复方利血平片(利血平 0.032mg/ 氢氯噻嗪 3.1mg/ 双肼屈嗪 4.2mg/ 异丙嗪 2.1mg)	1~3 片	2~3 次	消化性溃疡;困倦
复方利血平氨苯蝶啶片 （利血平 0.1mg/ 氨苯蝶啶 12.5mg/ 氢氯噻嗪 12.5mg/ 双肼屈嗪 12.5mg）	1~2 片	1 次	消化性溃疡,头痛
氨氯地平 / 阿托伐他汀 （氨氯地平 5mg/ 阿托伐他汀 10mg）	1 片	1 次	转氨酶升高

注:降压药使用方法详见国家市场监督管理总局批准的有关药物的说明书

附录 21　继发性高血压的诊断与治疗

病因	提示的症状和体征	相关检查	治疗
肾实质性高血压	高血压合并肾损伤,包括蛋白尿,尿沉渣异常,肾小球滤过率下降,血肌酐升高等	① 尿常规。 ② 尿白蛋白排泄率。 ③ 微量白蛋白/尿肌酐比值。 ④ 血肌酐等	推荐 ACEI 和 ARB 作为优选降压药物,尤其合并蛋白尿者,往往需要联合治疗
肾血管性高血压	① 持续高血压达 2 级或以上,伴有明确的冠心病、四肢动脉狭窄等。 ② 顽固性或恶性高血压。 ③ 高血压伴有持续的轻度低钾血症。 ④ 脐周血管杂音伴有高血压。 ⑤ 既往高血压可控制,降压药未变情况下突然血压难以控制。 ⑥ 重度高血压患者左心室射血分数正常,但反复出现一过性肺水肿。 ⑦ 难以用其他原因解释的肾功能不全或非对称性肾萎缩。 ⑧ 服用 ACEI 或 ARB 后出现血肌酐明显升高或伴有血压显著下降	彩色多普勒超声、计算机断层扫描血管显像和磁共振动脉成像有助于确诊,必要时可行血管造影明确	① 动脉粥样硬化:药物治疗是基石。推荐给予戒烟、降压、抗血小板和调脂等综合治疗。介入治疗首选支架植入术。 ② 纤维肌性发育不良及大动脉炎:首选经皮球囊扩张成形术。大动脉炎活动期尽早适量应用糖皮质激素及免疫抑制剂,炎症控制 2 个月以上方可考虑手术治疗。必要时考虑外科治疗
阻塞性睡眠呼吸暂停综合征(OSAHS)	① 患者血压增高同时存在肥胖,伴鼻咽及颌面部解剖结构异常。 ② 睡眠过程中打鼾,白天嗜睡明显,晨起头痛、口干。 ③ 顽固性高血压或隐匿性高血压,晨起高血压,或血压节律呈"非杓型"或"反杓型"改变的高血压。 ④ 夜间反复发作难以控制的心绞痛;夜间难以纠正的心律失常。 ⑤ 顽固性慢性心力衰竭。 ⑥ 顽固性难治性糖尿病及胰岛素抵抗。 ⑦ 不明原因的肺动脉高压。 ⑧ 不明原因的夜间憋醒或夜间发作性疾病	整夜多导睡眠监测是诊断的金标准	① 病因治疗。 ② 改变生活方式:减肥,戒烟戒酒,白天避免过于劳累,慎用镇静催眠药及其他可引起或加重 OSAHS 的药物,侧卧睡眠等。 ③ 无创气道正压通气治疗是目前成人最为肯定的治疗方法。 ④ 口腔矫正器。 ⑤ 外科治疗
原发性醛固酮增多症(PA)	① 2 级及以上高血压。药物抵抗性高血压,常规药物控制效果不佳。 ② 高血压伴有自发或利尿剂引起的低钾血症。 ③ 高血压伴有肾上腺意外瘤。 ④ <40 岁出现高血压或有脑血管	① 采用 ARR 筛查。 ② 确诊试验:在初筛 ARR 阳性的患者中,可选择下列确诊试验:盐水负荷试验、卡托普利试验等。	① 单侧病变首选手术切除。 ② 双侧病变或手术后复发或不愿意接受手术治疗的患者,可应用螺内酯,不能耐受的患者可改用依普利酮治疗。

续表

病因	提示的症状和体征	相关检查	治疗
原发性醛固酮增多症（PA）	意外家族史的高血压患者。 ⑤ PA 患者一级亲属的所有高血压患者	③ 定位诊断:推荐肾上腺 CT 薄层扫描。PA 的分型、定位诊断的金标准是双侧肾上腺静脉采血。如确诊 PA 患者年龄在 20 岁以下、有 PA 或有年轻人卒中的家族史,则应做基因检测以确诊或排除家族性醛固酮增多症,如糖皮质激素可抑制性醛固酮增多症（GRA）	③ 必要时可合用其他降压药物。如为 GRA,可应用地塞米松或泼尼松
嗜铬细胞瘤 / 副神经节瘤（PPGL）	① 伴有 4P 征的高血压。 ② 顽固性高血压。 ③ 血压易变不稳定者。 ④ 麻醉、手术、血管造影检查、妊娠中血压升高或波动剧烈者,不能解释的低血压。 ⑤ PPGL 家族遗传背景者。 ⑥ 肾上腺意外瘤。 ⑦ 特发性扩张性心肌病	① 定性检查:血、尿儿茶酚胺,血、尿甲氧基肾上腺素和去甲肾上腺素。 ② 定位检查:CT/MRI,间位碘苄胍显像、生长抑素受体显像、^{18}F-FDG-PET/CT 显像等。 ③ 推荐对所有 PPGL 患者均应进行基因检测	手术切除是 PPGL 最有效的治疗方法。强调与麻醉科等多学科充分合作。PPGL 术前充分的准备是手术成功的关键。无法手术患者可以考虑放射性核素治疗、放疗或化疗
库欣综合征	① 年轻患者出现骨质疏松、高血压等与年龄不相称的临床表现。 ② 具有库欣综合征的临床表现,且进行性加重,特别是有典型症状如肌病、多血质、紫纹、瘀斑和皮肤变薄的患者。 ③ 体重增加而身高百分位下降,生长停滞的肥胖儿童。 ④ 肾上腺意外瘤	① 定性检查:24 小时尿游离皮质醇,午夜唾液皮质醇测定,1mg 过夜或经典小剂量地塞米松抑制试验,促肾上腺皮质激素测定,大剂量地塞米松抑制试验,CRH 兴奋试验或去氨加压素兴奋试验。 ② 定位诊断:CT 或 MRI,生长抑素受体显像,双侧岩下窦取血	首选手术治疗,必要时联合放疗和 / 或化疗。药物治疗适用于轻症不愿手术者或作为手术、放疗后的辅助治疗
主动脉缩窄	严重的上肢高血压、头痛、下肢乏力或间歇性跛行、心力衰竭等	主动脉计算机断层扫描血管显像或磁共振动脉成像	手术治疗及主动脉腔内介入治疗

注:ACEI:血管紧张素转化酶抑制剂;ARB:血管紧张素Ⅱ受体拮抗剂;GRA:糖皮质激素可抑制性醛固酮增多症;CRH:促肾上腺皮质激素释放激素;CT:计算机断层扫描;MRI:磁共振成像;^{18}F-FDG-PET/CT:氟代脱氧葡萄糖 - 正电子发射计算机断层显像;"4P"症状,即 head pain(头痛)、face pale(面色苍白)、palpitation(心慌)和 perspiration(出汗);ARR:醛固酮 / 肾素比值

附录 22　妊娠期高血压疾病的分类及定义

分类	定义
妊娠期高血压	① 妊娠 20 周后首次出现； ② 收缩压≥140mmHg 和 / 或舒张压≥90mmHg，产后 12 周内恢复正常； ③ 尿蛋白检测阴性； 收缩压≥160mmHg 和 / 或舒张压≥110mmHg 为重度妊娠期高血压
子痫前期 / 子痫	子痫前期：妊娠 20 周后出现收缩压≥140mmHg 和 / 或舒张压≥90mmHg，且伴有下列任一项： ① 尿蛋白≥0.3g/24h，或尿蛋白 / 肌酐比值≥0.3，或随机尿蛋白≥（+）（无法进行尿蛋白定量时）； ② 无蛋白尿但伴有以下任何一种器官或系统受累：心、肺、肝、肾等重要器官，血液系统、消化系统、神经系统的异常改变，胎盘 - 胎儿受累等； 子痫：子痫前期基础上发生不能用其他原因解释的抽搐
妊娠合并慢性高血压	① 既往存在的高血压； ② 妊娠 20 周内收缩压≥140mmHg 和 / 或舒张压≥90mmHg，妊娠期无明显加重； ③ 妊娠 20 周后首次诊断高血压并持续到产后 12 周以后
慢性高血压并发子痫前期	① 慢性高血压孕妇，孕 20 周前无蛋白尿，孕 20 周后出现尿蛋白≥0.3g/24h 或随机尿蛋白≥（+）； ② 孕 20 周前有蛋白尿，孕 20 周后尿蛋白定量明显增加； ③ 出现血压进一步升高等重度子痫前期的任何一项表现
特殊类型妊娠期高血压	白大衣性高血压（妊娠 20 周之前）； 隐匿性高血压（妊娠 20 周之前）； 一过性高血压（妊娠 20 周之后）

附录 23　中国 3~17 岁儿童青少年每岁身高对应的血压标准

男童血压标准								
年龄 / 岁	身高范围 /cm	收缩压 /mmHg				舒张压 /mmHg			
		P_{50}	P_{90}	P_{95}	P_{99}	P_{50}	P_{90}	P_{95}	P_{99}
3	<96	88	99	102	108	54	62	65	72
	96~97	88	100	103	109	54	63	65	72
	98~100	89	101	104	110	54	63	66	72
	101~103	90	102	105	112	54	63	66	73
	104~106	91	103	107	113	55	63	66	73
	107~108	92	104	107	114	55	63	66	73
	≥109	93	105	108	115	55	63	66	73
4	<102	89	101	104	111	55	64	67	74
	102~104	90	102	105	111	55	64	67	74
	105~107	91	103	106	113	55	64	67	74
	108~110	92	104	108	114	56	64	67	74
	111~113	93	106	109	115	56	64	67	74
	114~116	94	107	110	117	56	65	68	75
	≥117	95	107	111	117	56	65	68	75
5	<109	92	104	107	114	56	65	68	75
	109~110	92	104	107	114	56	65	68	75
	111~113	93	105	109	115	56	65	68	75
	114~117	94	106	110	117	57	65	69	76
	118~120	95	108	111	118	57	66	69	76
	121~123	96	109	112	119	58	67	70	77
	≥124	97	110	113	120	58	67	70	77
6	<114	93	105	109	115	57	66	69	76
	114~116	94	106	110	116	57	66	69	76
	117~119	95	107	111	117	58	66	69	77
	120~123	96	108	112	119	58	67	70	78
	124~126	97	110	113	120	59	68	71	78
	127~129	98	111	115	121	59	69	72	79
	≥130	99	112	116	123	60	69	73	80

续表

年龄/岁	身高范围/cm	收缩压/mmHg				舒张压/mmHg			
		P₅₀	P₉₀	P₉₅	P₉₉	P₅₀	P₉₀	P₉₅	P₉₉
7	<118	94	106	110	117	58	67	70	77
	118~120	95	107	111	118	58	67	70	78
	121~123	96	108	112	119	59	68	71	78
	124~127	97	110	113	120	59	68	72	79
	128~131	98	112	115	122	60	70	73	81
	132~135	100	113	117	124	61	71	74	82
	≥136	100	114	117	125	62	71	74	82
8	<121	95	108	111	118	59	68	71	78
	121~123	95	108	112	119	59	68	71	79
	124~127	97	110	113	120	60	69	72	80
	128~132	98	111	115	122	61	70	73	81
	133~136	99	113	117	124	62	71	74	82
	137~139	101	114	118	125	62	72	75	83
	≥140	102	115	119	127	63	73	76	84
9	<125	96	109	112	119	60	69	72	80
	125~128	96	109	113	120	60	69	73	80
	129~132	98	111	115	122	61	71	74	82
	133~137	99	113	117	124	62	72	75	83
	138~142	101	115	119	126	63	73	76	84
	143~145	102	116	120	128	64	73	77	85
	≥146	103	117	121	129	64	74	77	85
10	<130	97	110	114	121	61	70	74	81
	130~132	98	111	115	122	62	71	74	82
	133~137	99	113	116	124	62	72	75	83
	138~142	101	115	119	126	63	73	77	85
	143~147	102	117	120	128	64	74	77	85
	148~151	104	118	122	130	64	74	77	86
	≥152	105	119	123	131	64	74	77	86

续表

年龄/岁	身高范围/cm	收缩压/mmHg				舒张压/mmHg			
		P_{50}	P_{90}	P_{95}	P_{99}	P_{50}	P_{90}	P_{95}	P_{99}
11	<134	98	111	115	122	62	72	75	83
	134~137	99	112	116	124	63	72	76	84
	138~142	100	114	118	126	64	73	77	85
	143~148	102	116	120	128	64	74	78	86
	149~153	104	119	123	130	64	74	78	86
	154~157	106	120	124	132	64	74	78	86
	≥158	106	121	125	133	64	74	78	86
12	<140	100	113	117	125	64	73	77	85
	140~144	101	115	119	126	64	74	78	86
	145~149	102	117	121	128	65	75	78	86
	150~155	104	119	123	131	65	75	78	86
	156~160	106	121	125	133	65	75	78	86
	161~164	108	123	127	135	65	75	78	87
	≥165	108	124	128	136	65	75	78	87
13	<147	102	116	120	128	65	75	78	86
	147~151	103	117	121	129	65	75	78	87
	152~156	104	119	123	131	65	75	79	87
	157~162	106	121	125	133	65	75	79	87
	163~167	108	123	128	136	65	75	79	87
	168~171	110	125	130	138	66	76	79	87
	≥172	110	126	130	139	66	76	79	88
14	<154	103	118	122	130	65	75	79	87
	154~157	104	119	124	132	65	75	79	87
	158~162	106	121	125	133	65	75	79	87
	163~167	108	123	128	136	65	75	79	87
	168~172	109	125	130	138	66	76	79	88
	173~176	111	127	131	140	66	76	80	88
	≥177	112	128	133	141	67	77	80	89

续表

年龄/岁	身高范围/cm	收缩压/mmHg				舒张压/mmHg			
		P_{50}	P_{90}	P_{95}	P_{99}	P_{50}	P_{90}	P_{95}	P_{99}
15	<158	105	120	124	132	65	76	79	87
	158~161	106	121	125	133	65	76	79	87
	162~166	107	122	127	135	66	76	79	88
	167~170	109	124	128	137	66	76	80	88
	171~174	110	126	131	139	66	77	80	89
	175~178	112	128	132	141	67	77	81	89
	≥179	113	129	133	142	67	77	81	90
16	<161	105	121	125	133	66	76	79	88
	161~164	106	121	126	134	66	76	79	88
	165~168	107	123	127	136	66	76	80	88
	169~172	109	125	129	138	66	76	80	88
	173~176	111	126	131	140	67	77	80	89
	177~179	112	128	133	141	67	77	81	90
	≥180	113	129	134	142	67	78	81	90
17	<163	106	121	126	134	66	76	80	88
	163~165	107	122	126	135	66	76	80	88
	166~169	108	124	128	136	66	76	80	88
	170~173	109	125	130	138	67	77	80	89
	174~177	111	127	131	140	67	77	81	89
	178~180	112	129	133	142	67	78	81	90
	≥181	113	129	134	143	68	78	82	90

女童血压表

年龄/岁	身高范围/cm	收缩压/mmHg				舒张压/mmHg			
		P_{50}	P_{90}	P_{95}	P_{99}	P_{50}	P_{90}	P_{95}	P_{99}
3	<95	87	89	102	108	55	63	67	74
	95~96	88	99	103	109	55	63	67	74
	97~99	88	100	103	110	55	64	67	74
	100~102	89	101	104	111	55	64	67	74
	103~105	90	102	105	112	55	64	67	74
	106~107	91	103	106	113	55	64	67	75
	≥108	91	103	107	113	56	64	67	75

续表

年龄/岁	身高范围/cm	收缩压/mmHg				舒张压/mmHg			
		P_{50}	P_{90}	P_{95}	P_{99}	P_{50}	P_{90}	P_{95}	P_{99}
4	<101	89	101	105	111	56	64	67	75
	101~103	89	101	105	111	56	64	67	75
	104~106	90	102	106	112	56	64	67	75
	107~109	91	103	107	113	56	64	67	75
	110~112	92	104	107	114	56	65	68	75
	113~114	93	105	109	115	56	65	68	76
	≥115	93	105	109	115	56	65	68	76
5	<108	91	103	106	113	56	65	68	76
	108~109	91	103	107	113	56	65	68	76
	110~112	92	104	107	114	56	65	68	76
	113~116	93	105	109	115	57	65	68	76
	117~119	93	106	109	116	57	66	69	77
	120~122	94	107	111	117	58	66	70	77
	≥123	95	108	111	118	58	67	70	78
6	<113	92	104	108	115	57	65	69	76
	113~114	92	105	108	115	57	66	69	77
	115~118	93	106	109	116	57	66	69	77
	119~121	94	107	110	117	58	67	70	78
	122~125	95	108	112	118	58	67	71	79
	126~128	96	109	113	119	59	68	71	79
	≥129	97	110	114	121	59	69	72	80
7	<116	93	105	109	115	57	66	69	77
	116~118	93	106	109	116	57	66	69	77
	119~122	94	107	110	117	58	67	70	78
	123~126	95	108	112	119	59	68	71	79
	127~130	96	109	113	120	59	69	72	80
	131~133	97	111	114	122	60	69	73	81
	≥134	98	112	115	122	61	70	73	82

年龄 / 岁	身高范围 /cm	收缩压 /mmHg				舒张压 /mmHg			
		P_{50}	P_{90}	P_{95}	P_{99}	P_{50}	P_{90}	P_{95}	P_{99}
8	<120	94	106	110	116	58	67	70	78
	120~122	94	107	111	117	58	67	71	79
	123~126	95	108	112	119	59	68	71	79
	127~131	96	109	113	120	60	69	72	80
	132~135	98	111	115	122	61	70	73	82
	136~138	99	112	116	123	61	71	74	83
	≥139	100	113	117	124	62	71	75	83
9	<124	95	108	111	118	59	68	71	79
	124~127	95	108	112	119	59	68	72	80
	128~132	97	110	113	120	60	69	73	81
	133~136	98	111	115	122	61	71	74	82
	137~141	100	113	117	124	62	72	75	84
	142~145	101	114	118	125	63	72	76	84
	≥146	102	115	119	126	63	73	76	85
10	<130	96	109	113	120	60	69	73	81
	130~133	97	110	114	121	61	70	73	82
	134~138	99	112	116	123	62	71	75	83
	139~143	100	113	117	124	63	72	76	84
	144~147	101	115	119	126	63	73	76	85
	148~151	103	116	120	128	63	73	77	85
	≥152	103	117	121	129	64	73	77	86
11	<136	98	112	115	122	62	71	75	83
	136~139	99	113	116	123	62	72	75	84
	140~144	101	114	118	125	63	73	76	85
	145~149	102	116	120	127	64	73	77	86
	150~154	103	117	121	128	64	74	77	86
	155~157	104	118	122	129	64	74	77	86
	≥158	104	118	122	130	64	74	77	86

年龄/岁	身高范围/cm	收缩压/mmHg				舒张压/mmHg			
		P_{50}	P_{90}	P_{95}	P_{99}	P_{50}	P_{90}	P_{95}	P_{99}
12	<142	100	113	117	124	63	73	76	85
	142~145	101	114	118	125	63	73	77	85
	146~150	102	116	120	127	64	74	77	86
	151~154	103	117	121	129	64	74	78	86
	155~158	104	118	122	130	64	74	78	87
	159~162	105	119	123	130	64	74	78	87
	≥163	105	119	123	131	64	74	78	87
13	<147	101	115	119	126	64	74	77	86
	147~149	102	116	120	127	64	74	78	87
	150~153	103	117	121	128	64	74	78	87
	154~157	104	118	122	129	65	74	78	87
	158~161	105	119	123	130	65	74	78	87
	162~164	105	119	123	131	65	74	78	87
	≥165	105	119	123	131	65	75	78	87
14	<149	102	116	120	127	65	74	78	87
	149~152	103	117	121	127	65	75	78	87
	153~155	104	118	122	128	65	75	78	87
	156~159	104	118	122	129	65	75	78	87
	160~163	105	119	123	130	65	75	78	87
	164~166	105	119	123	131	65	75	79	87
	≥167	106	120	124	131	65	75	79	88
15	<151	103	116	120	128	65	75	79	87
	151~152	103	117	121	128	65	75	79	88
	153~156	104	118	122	129	65	75	79	88
	157~160	105	118	123	130	65	75	79	88
	161~163	105	119	123	131	65	75	79	88
	164~166	105	119	124	131	65	75	79	88
	≥167	106	120	124	131	65	75	79	88

续表

年龄 / 岁	身高范围 /cm	收缩压 /mmHg				舒张压 /mmHg			
		P_{50}	P_{90}	P_{95}	P_{99}	P_{50}	P_{90}	P_{95}	P_{99}
16	<151	103	117	121	128	65	75	79	88
	151~153	103	117	121	129	65	75	79	88
	154~157	104	118	122	130	65	75	79	88
	158~160	105	119	123	130	65	75	79	88
	161~164	105	119	123	131	66	76	79	88
	165~167	106	120	124	131	66	76	79	88
	≥168	106	120	124	132	66	76	79	88
17	<152	103	117	121	129	66	76	79	88
	152~154	104	118	122	129	66	76	79	89
	155~157	104	118	122	130	66	76	80	89
	158~161	105	119	123	130	66	76	80	89
	162~164	105	119	124	131	66	76	80	89
	165~167	106	120	124	132	66	76	80	89
	≥168	106	120	124	132	66	76	80	89

附录24　高血压患者随诊记录表

姓名：		联系电话：			
随访日期		年　月　日	年　月　日	年　月　日	年　月　日
随访方式		1门诊 □ 2家庭 □ 3电话 □	1门诊 □ 2家庭 □ 3电话 □	1门诊 □ 2家庭 □ 3电话 □	1门诊 □ 2家庭 □ 3电话 □
体格和生化检查	血压 （mmHg）				
	体重 （kg）				
	心率 （次/分）				
	总胆固醇 （mmol/L）				
	低密度脂蛋白胆固醇 （mmol/L）				
	空腹血糖				
生活方式指导	吸烟 日吸烟量 （支）	1无 □ 2有 □ 支/日	1无 □ 2有 □ 支/日	1无 □ 2有 □ 支/日	1无 □ 2有 □ 支/日
	饮酒 日饮酒量 （两）	1无 □ 2有 □ 两/日	1无 □ 2有 □ 两/日	1无 □ 2有 □ 两/日	1无 □ 2有 □ 两/日
	运动	次/周 分钟/次	次/周 分钟/次	次/周 分钟/次	次/周 分钟/次
用药情况	药物名称								
	用法	每日 次	每次 mg	每日 次	每次 mg	每日 次	每次 mg	每日 次	每次 mg
	药物名称								
	用法	每日 次	每次 mg	每日 次	每次 mg	每日 次	每次 mg	每日 次	每次 mg
	药物名称								
	用法	每日 次	每次 mg	每日 次	每次 mg	每日 次	每次 mg	每日 次	每次 mg

续表

用药情况	药物名称								
	用法	每日次	每次mg	每日次	每次mg	每日次	每次mg	每日次	每次mg
服药依从性		1 规律 □ 2 间断 □ 3 不服药 □		1 规律 □ 2 间断 □ 3 不服药 □		1 规律 □ 2 间断 □ 3 不服药 □		1 规律 □ 2 间断 □ 3 不服药 □	
药物不良反应		1 无 □ 2 有 □		1 无 □ 2 有 □		1 无 □ 2 有 □		1 无 □ 2 有 □	
随访临床评价		1 控制满意 □ 2 控制不满意 □ 3 不良反应 □ 4 并发症 □		1 控制满意 □ 2 控制不满意 □ 3 不良反应 □ 4 并发症 □		1 控制满意 □ 2 控制不满意 □ 3 不良反应 □ 4 并发症 □		1 控制满意 □ 2 控制不满意 □ 3 不良反应 □ 4 并发症 □	
转诊	原因								
	机构及科别								
下次随访日期									
随访医生签名									

说明:鼓励高血压患者进行血脂、血糖的定期检测。如可获得检查结果,可一并在此表格中记录。

缩 略 语

略缩语	英文全称	中文全称
1-RM	one repetition maximum	指在保持正确姿势且没有疲劳感的情况下，一个人一次能举起的最大重量
5A	Ask，Advise，Assess，Assist，Arrange	询问患者吸烟状态，建议所有吸烟者戒烟，评估吸烟者的戒烟意愿，向吸烟者提供戒烟帮助，安排随访
ABI	ankle brachial index	踝 - 臂指数
ABPM	ambulatory blood pressure measurement	动态血压监测
ACEI	angiotensin-converting enzyme inhibitor	血管紧张素转化酶抑制剂
ARB	angiotensin receptor blocker	血管紧张素受体拮抗剂
ARR	aldosterone to renin ratio	醛固酮 / 肾素比值
baPWV	brachial-ankle pulse wave velocity	臂 - 踝脉搏波传导速度
BMI	body mass index	体重指数
BZs	benzodiazepines	苯二氮䓬类药物
CCB	calcium channel blockers	钙拮抗剂
cfPWV	carotid-femoral pulse wave velocity	颈 - 股动脉传导速度
CRH	corticotropin releasing hormone	促肾上腺皮质激素释放激素
CT	computed tomography	计算机断层扫描
CTA	computed tomography angiography	计算机断层扫描血管显像
eGFR	estimated glomerular filtration rate	估算肾小球滤过率
FTND	fagerstrőm test of nicotine dependence	Fagerstrőm 烟草依赖评估量表
GRA	glucocorticoid-remediable aldosteronism	糖皮质激素可抑制性醛固酮增多症
HBPM	home blood pressure measurement	家庭血压监测
HDL-C	high-density lipoprotein cholesterol	高密度脂蛋白胆固醇

略缩语	英文全称	中文全称
IMT	intima-media thickness	颈动脉内中膜厚度
LDL-C	low-density lipoprotein cholesterol	低密度脂蛋白胆固醇
LVMI	left ventricular mass index	左室质量指数
MRA	magnetic resonance angiography	磁共振血管成像
MRI	magnetic resonance imaging	磁共振成像
NASSA	noradrenergic and noradrenergic and specific serotonergic antidepressant	去甲肾上腺素能和特异性 5- 羟色胺能抗抑郁药
OCT	optical coherence tomography	光学相干断层扫描
PA	primary aldosteronism	原发性醛固酮增多症
PPGL	pheochromocytoma and paraganglioma	嗜铬细胞瘤 / 副神经节瘤
SAS	self-rating anxiety scale	焦虑自评量表
SDS	self-rating depression scale	抑郁自评量表
SSRI	selective serotonin reuptake inhibitor	5- 羟色胺再摄取抑制剂
STAI	state-trait anxiety inventory	状态特质焦虑问卷
TC	total cholesterol	总胆固醇

参 考 文 献

［1］Zhou M,Wang H,Zeng X,et al. Mortality,morbidity,and risk factors in China and its provinces,1990-2017:a systematic analysis for the Global Burden of Disease Study 2017［J］. Lancet,2019;394:1145-1158.

［2］Iadecola C,Yaffe K,Biller J,et al. Impact of hypertension on cognitive function:a scientific statement from the American Heart Association［J］. Hypertension,2016;68(6):67-94.

［3］Wang M,Moran AE,Liu J,et al. A meta-analysis of effect of dietary salt restriction on blood pressure in Chinese adults［J］. Glob Heart,2015;10(4):291-299.

［4］Heiss C,Amabile N,Lee AC,et al. Brief secondhand smoke exposuredepresses endothelial progenitor cells activity and endothelial function:sustained vascular injury and blunted nitric oxide production［J］. J Am Coll Cardiol,2008;51:1760-1771.

［5］Yang Y,Liu F,Wang L. Association of husband smoking with wife's hypertension status in over 5 million Chinese females aged 20 to 49 years［J］. J Am Heart Assoc,2017;6(3):e004924.

［6］Arnett DK,Blumenthal RS,Albert MA,et al. 2019 ACC/AHA guideline on the primary prevention of cardiovascular disease:a report of the American College of Cardiology/American Heart Association Task Force on Clinical Practice Guidelines［J］. Circulation,2019;140(11):e596-e646.

［7］Critchley JA,Capewell S. Mortality risk reduction associated with smoking cessationin patients with coronary heart disease:a systematic review［J］. JAMA,2003;290(1):86-97.

［8］周北凡. 中国人群心血管病危险因素作用特点的前瞻性研究［J］. 中华流行病学杂志,2005;26(1):58-61.

［9］Zhang M,Zhao Y,Sun H,et al. Effect of dynamic change in body mass index on the risk of hypertension: Results from the Rural Chinese Cohort Study［J］. Int J Cardiol,2017;238:117-122.

［10］Chen Z,Smith M,Du H,et al. Blood pressure in relation to general and central adiposity among 500 000 adult Chinese men and women［J］. Int J Cardiol,2015;44:1305-1319.

［11］Ginty AT,Carroll D,Roseboom T J,et al. Depression and anxiety are associated with a diagnosis of hypertension 5 years later in a cohort of late middle-aged men and women［J］. J Hum Hypertens,2013;27:187-190.

［12］Sandstrom Y K,Ljunggren G,Wandell P,et al. Psychiatric comorbidities in patients with hypertension-a study of registered diagnoses 2009-2013 in the total population in Stockholm County,Sweden［J］. J Hypertens,2016;34:414-420.

［13］Bautista LE,Vera-Cala LM,Colombo C,et al. Symptoms of depression and anxiety and adherence to antihypertensive medication［J］. Am J Hypertens,2012;25:505-511.

［14］Suissa K,Larivière J,Eisenberg MJ,et al. Efficacy and Safety of Smoking Cessation Interventions in Patients With Cardiovascular Disease:A Network Meta-Analysis of Randomized Controlled Trials［J］. Circ Cardiovasc Qual Outcomes,2017;10(1):e002458.

［15］Stead LF,Koilpillai P,Fanshawe TR,et al. Combined pharmacotherapy and behavioural interventions for smoking cessation［J］. Cochrane Database Syst Rev,2016;3:CD008286.

［16］Ettehad D,Emdin CA,Kiran A,et al. Blood pressure lowering for prevention of cardiovascular disease and death:a systematic review and meta-analysis［J］. The Lancet,2016;387:957-967.

［17］Forouzanfar MH,Liu P,Roth GA,et al. Global burden of hypertension and systolic blood pressure of at least 110 to 115mmHg,1990-2015［J］. JAMA,2017;317:165-182.

［18］Calhoun DA,Jones D,Textor S,et al. Resistant hypertension:diagnosis,evaluation,and treatment:a scientific statement from the American Heart Association Professional Education Committee of the Council for High Blood Pressure Research［J］. Circulation,2008;117:e510-e526.

［19］Bhatt DL,Kandzari DE,Bakris GL,et al. SYMPLICITY HTN-3 Investigators. A controlled trial of renal denervation for resistant hypertension［J］. N Engl J Med,2014;370:1393-1401.

［20］Rosa J,Widimsky P,Waldauf P,et al. Role of adding spironolactone and renal denervation in true resistant hypertension:one-year outcomes of randomized PRAGUE-15 Study［J］. Hypertension,2016;67:397-403.

［21］Dong B,Ma J,Wang HJ,et al. The association of overweight and obesity with blood pressure among Chinese children and adolescents［J］. Biomed Environ Sci,2013;26(6):437-444.

［22］Zhai Y,Li WR,Shen C,et al. Prevalence and Correlates of Elevated Blood Pressure in Chinese Children Aged 6-13 Years:a Nationwide School-Based Survey［J］. Biomed Environ Sci,2015;28(6):401-409.

［23］范晖,闫银坤,米杰. 中国3~17岁儿童性别、年龄别和身高别血压参照标准［J］. 中华高血压杂志,2017(5):428-435.

［24］顾宁,陈红锦. 高血压病中医特色疗法 常见病中医临床经验丛书［M］. 人民军医出版社,2012.

06

中国高血压
健康管理规范
（2019）

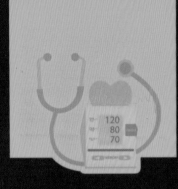

策划编辑　王凤丽

责任编辑　王　超　王凤丽

整体设计　大溪方圆

　　　　　李　蹊

责任版式　赵　丽

人卫智网
www.ipmph.com
医学教育、学术、考试、健康，
购书智慧智能综合服务平台

人卫官网
www.pmph.com
人卫官方资讯发布平台

关注人卫健康
提升健康素养

ISBN 978-7-117-29312-9

定　价：39.00 元